I0090086

CẢM GIÁC VỀ NATRI: SÁCH DẠY NẤU ĂN ÍT NATRI

100 CÔNG THỨC NẤU ĂN NGON VÀ TỐT CHO TIM MẠCH ĐỂ QUẢN LÝ LƯỢNG NATRI CỦA BẠN

Châu Phi

Đã đăng ký Bản quyền.

Tuyên bố miễn trừ trách nhiệm

Thông tin trong đó nhằm mục đích phục vụ như một tập hợp toàn diện các chiến lược mà tác giả cuốn sách điện tử này đã thực hiện nghiên cứu. Tóm tắt, chiến lược, mẹo và thủ thuật chỉ là đề xuất của tác giả và việc đọc Sách điện tử này sẽ không đảm bảo rằng kết quả của bạn sẽ phản ánh chính xác kết quả của tác giả. Tác giả của sách điện tử đã thực hiện mọi nỗ lực hợp lý để cung cấp thông tin cập nhật và chính xác cho người đọc sách điện tử. Tác giả và các cộng sự của nó sẽ không chịu trách nhiệm về bất kỳ lỗi hoặc thiếu sót vô ý nào có thể được tìm thấy. Tài liệu trong Sách điện tử có thể bao gồm thông tin của bên thứ ba. Tài liệu của bên thứ ba bao gồm các ý kiến được bày tỏ bởi chủ sở hữu của chúng. Do đó, tác giả của Sách điện tử không chịu trách nhiệm hoặc nghĩa vụ pháp lý đối với bất kỳ tài liệu hoặc ý kiến của bên thứ ba nào. Cho dù do sự phát triển của Internet hay do những thay đổi không lường trước được trong chính sách của công ty và nguyên tắc gửi bài xã luận, những gì được nêu là thực tế tại thời điểm viết bài này có thể trở nên lỗi thời hoặc không thể áp dụng được sau này.

Sách điện tử có bản quyền © 2023 với mọi quyền được bảo lưu. Việc phân phối lại, sao chép hoặc tạo tác phẩm phái sinh từ toàn bộ hoặc một phần Sách điện tử này là bất hợp pháp. Không phần nào của báo cáo này được phép sao chép hoặc truyền lại dưới bất kỳ hình thức nào mà không có sự cho phép rõ ràng bằng văn bản và có chữ ký của tác giả.

GIỚI THIỆU

Chào mừng bạn đến với "Cảm nhận về Natri: Sách dạy nấu ăn ít Natri." Trong một thế giới mà muối thường ngự trị như vua của hương vị, cuốn sách nấu ăn này là hướng dẫn giúp bạn tận hưởng niềm vui của lối sống ít natri mà không ảnh hưởng đến hương vị. Cho dù bạn đang thực hiện chế độ ăn ít natri theo khuyến nghị của bác sĩ, muốn kiểm soát huyết áp hay chỉ đơn giản là đưa ra lựa chọn sáng suốt để có sức khỏe tốt hơn, chúng tôi tin rằng những món ăn ngon luôn phải có trong thực đơn.

Trong các trang tiếp theo, chúng tôi đã cẩn thận biên soạn một bộ sưu tập các công thức nấu ăn không chỉ ít natri mà còn chứa nhiều hương vị sống động và các thành phần bổ dưỡng. Bạn sẽ khám phá ra rằng bằng cách lựa chọn nguyên liệu kỹ càng và nắm vững các kỹ thuật nêm gia vị khác nhau, bạn có thể tạo ra những bữa ăn vừa tốt cho sức khỏe tim mạch vừa thỏa mãn vị giác của mình. Từ bữa sáng đến bữa tối, đồ ăn nhẹ đến món tráng miệng, chúng tôi ở đây để cho bạn thấy rằng cắt giảm natri không có nghĩa là cắt giảm hương vị.

Sứ mệnh của chúng tôi là trang bị cho bạn kiến thức ẩm thực, từ việc thay thế nguyên liệu đến cách nêm gia vị sáng tạo, để bạn có thể tự tin điều hướng thế giới nấu ăn ít natri. Cùng nhau, chúng ta sẽ bắt đầu một cuộc hành trình đầy hương vị chứng tỏ bạn có thể có được sức khỏe và ăn uống đầy đủ.

BỮA SÁNG

1. Sinh tố trái cây Rise and Shine

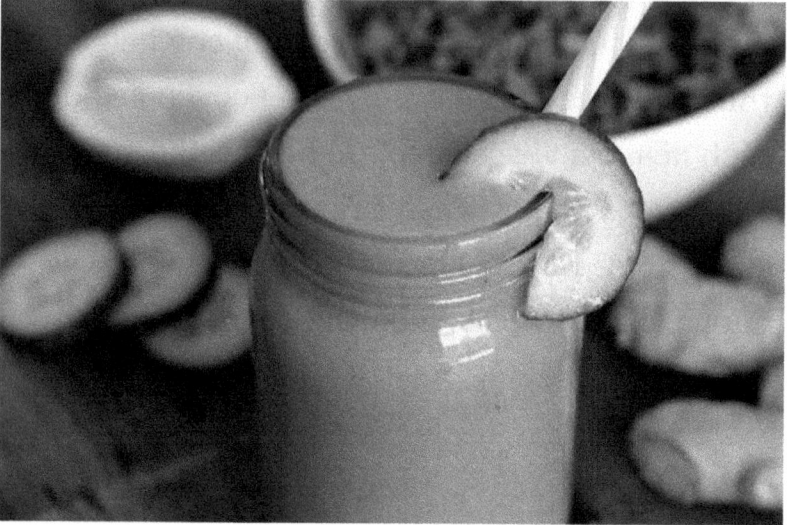

PHỤC VỤ 1

- 1 cốc quả hỗn hợp đông lạnh
- $\frac{1}{2}$ quả chuối
- $\frac{1}{2}$ cốc nước cam tươi
- $\frac{1}{4}$ chén đậu hủ non

1. Cho tất cả nguyên liệu vào máy xay và xay cho đến khi mịn.

2. Rót sinh tố vào ly và dùng ngay hoặc chuyển vào cốc du lịch cách nhiệt. Uống nó trong vòng một giờ.

2. Bữa sáng Parfait rất Berry

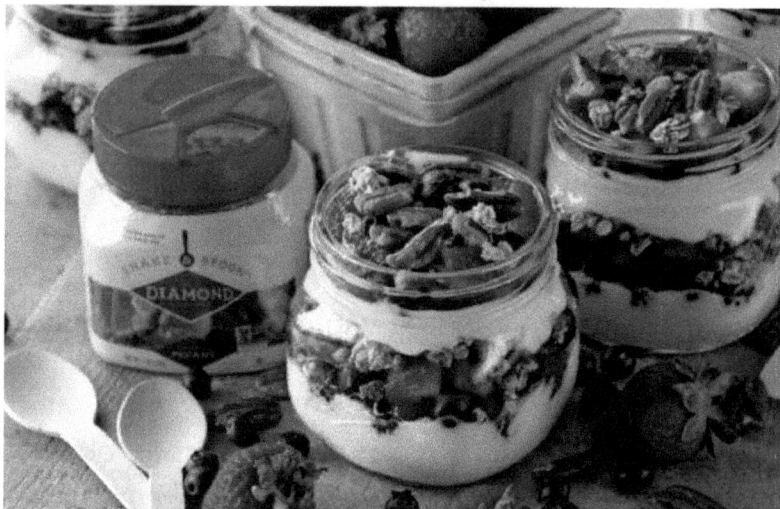

PHỤC VỤ 4

- 1½ cốc sữa chua nguyên chất ít béo
- 3 thìa mật ong
- 1½ cốc ngũ cốc ăn sáng muesli hoặc granola ít natri, ít béo
- 1½ cốc hỗn hợp quả mọng tươi

1. Đặt 4 ly parfait, lọ thủy tinh 8 ounce hoặc ly 8 ounce khác.

2. Trong một bát trộn nhỏ, trộn sữa chua và mật ong rồi khuấy đều.

3. Múc 2 thìa hỗn hợp sữa chua vào đáy mỗi ly hoặc lọ. Phủ 2 thìa ngũ cốc lên trên và sau đó là 2 thìa trái cây. Lặp lại cho đến khi tất cả các thành phần đã được sử dụng.

4. Dùng ngay hoặc đậy nắp và để trong tủ lạnh tối đa 2 giờ.

3. Granola anh đào-hạnh nhân

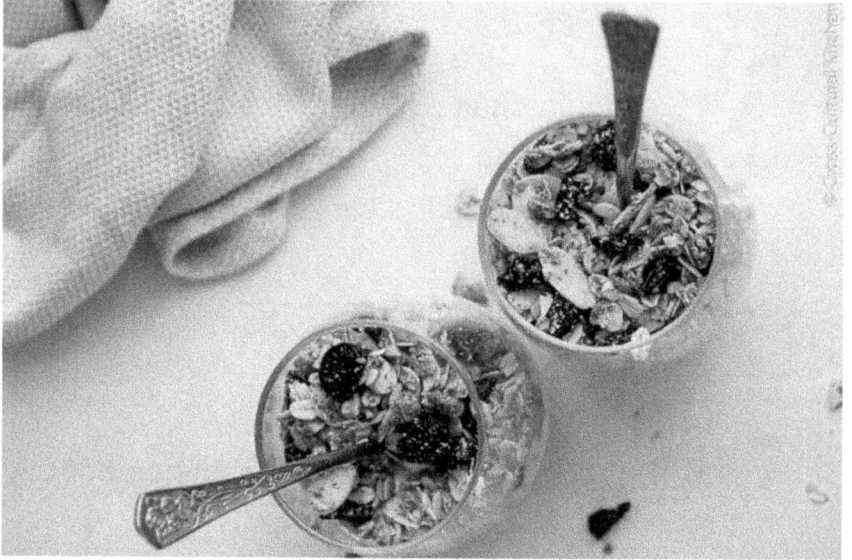

PHỤC VỤ 8

- Bình xịt nấu ăn
- ⅓ cốc nước táo đông lạnh không đường
- ¼ cốc xi-rô cây phong
- 3 muỗng canh dầu hạt cải
- 2 muỗng canh đường nâu
- 1 muỗng cà phê chiết xuất vani
- 2½ cốc kiểu cũ yến mạch cán
- ½ chén mầm lúa mì nướng
- ½ chén hạnh nhân cắt lát
- ½ chén dừa nạo không đường
- 2 muỗng canh hạt lanh xay
- ½ chén quả anh đào khô cắt nhỏ

1. Trong một cái chảo vừa đặt trên lửa vừa cao, kết hợp nước táo, xi-rô cây phong, dầu và đường nâu rồi nấu, thỉnh thoảng khuấy trong 3 đến 5 phút hoặc cho đến khi đường tan.

2. Trong một tô lớn, trộn yến mạch, mầm lúa mì, hạnh nhân, dừa và hạt lanh. Đổ chất lỏng từ chảo vào và khuấy đều để phủ đều. Trải hỗn hợp lên tấm nướng đã chuẩn bị.

3. Nướng granola trong lò trong 15 phút, sau đó lấy khay nướng ra khỏi lò và khuấy granola.

4. Đặt khay nướng trở lại lò, xoay từ trước ra sau. Nướng thêm khoảng 15 phút, khuấy nhiều lần cho đến khi granola bắt đầu chuyển sang màu nâu.

4. Bột yến mạch kem dâu

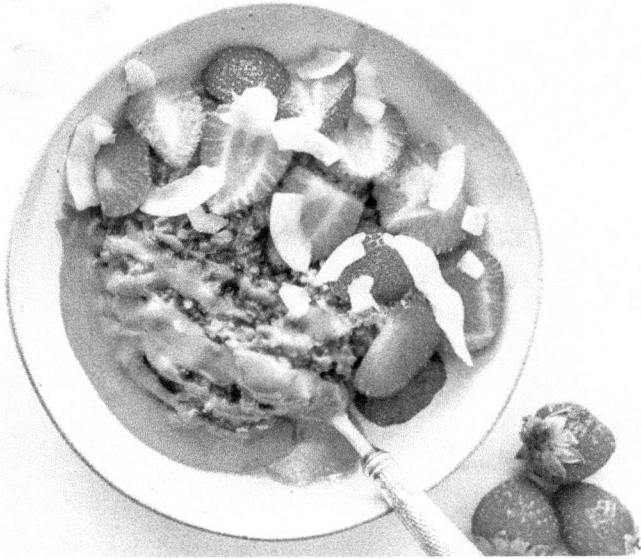

PHỤC VỤ 1

- $\frac{1}{2}$ cốc nước
- $\frac{1}{4}$ cốc sữa ít béo
- $\frac{1}{2}$ chén yến mạch cán nấu nhanh kiểu cũ
- $\frac{1}{2}$ chén dâu tây cắt lát
- $\frac{1}{4}$ cốc sữa chua Hy Lạp không béo
- 1 thìa mật ong

1. Trong một cái chảo nhỏ đặt trên lửa vừa, trộn nước, sữa và yến mạch. Đun sôi hỗn hợp, thỉnh thoảng khuấy.

2. Khi hỗn hợp sôi, giảm nhiệt xuống thấp và đun nhỏ lửa trong 3 đến 5 phút, thỉnh thoảng khuấy cho đến khi yến mạch mềm.

3. Tắt bếp, đậy nắp và để yên trong 3 đến 5 phút.

4. Múc bột yến mạch vào tô. Khuấy dâu tây, sữa chua và mật ong và dùng ngay.

5. Bánh nướng xốp việt quất chanh

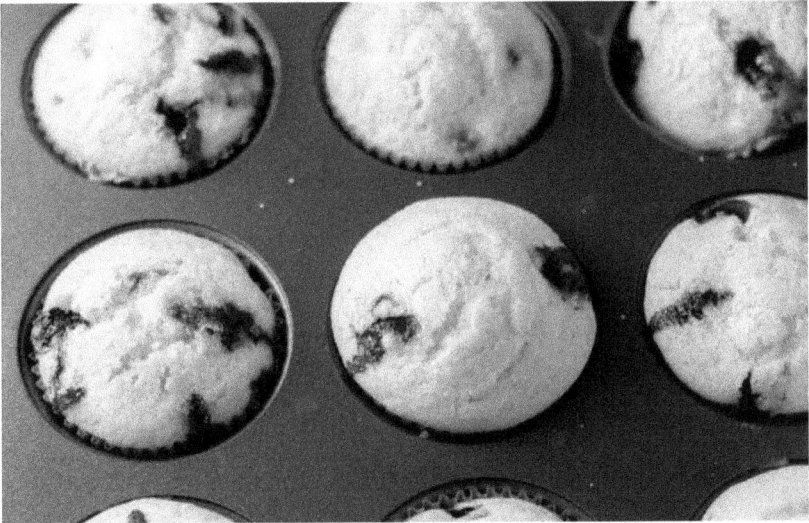

- Xịt nấu ăn (tùy chọn)
- 1 cốc bột mì nguyên cám
- 1 cốc bột mì đa dụng
- 2 thìa cà phê bột nở
- 1 muỗng cà phê baking soda
- ½ cốc đường
- Vỏ của 1 quả chanh
- 1 cốc bơ sữa ít béo
- ⅓ cốc dầu hạt cải
- 1 quả trứng
- 1 muỗng cà phê chiết xuất vani

1. 1½ cốc quả việt quất tươi hoặc đông lạnh (không rã đông)

2. Lót giấy lót vào khuôn muffin 12 cốc tiêu chuẩn hoặc xịt nó bằng bình xịt nấu ăn không dính.

3. Trong một tô trộn vừa, trộn bột mì, bột nở và baking soda.

4. Đặt đường vào một tô trộn lớn. Dùng dụng cụ bào phô mai hoặc dụng cụ bào Microplane có lỗ nhỏ để gọt chanh trực tiếp vào bát cùng với đường. Khuấy để kết hợp.

5. Thêm bơ sữa, dầu, trứng và vani vào rồi đánh bằng máy trộn điện ở tốc độ trung bình cho đến khi hòa quyện.

6. Thêm nguyên liệu khô vào nguyên liệu ướt thành 2 hoặc 3 mẻ, đánh đều để kết hợp sau mỗi lần thêm. Nhẹ nhàng gấp quả việt quất vào.

7. Múc bột vào khuôn muffin đã chuẩn bị sẵn, chia đều. Nướng trong lò từ 20 đến 25 phút

.

6. Bánh nướng xốp táo với quế n

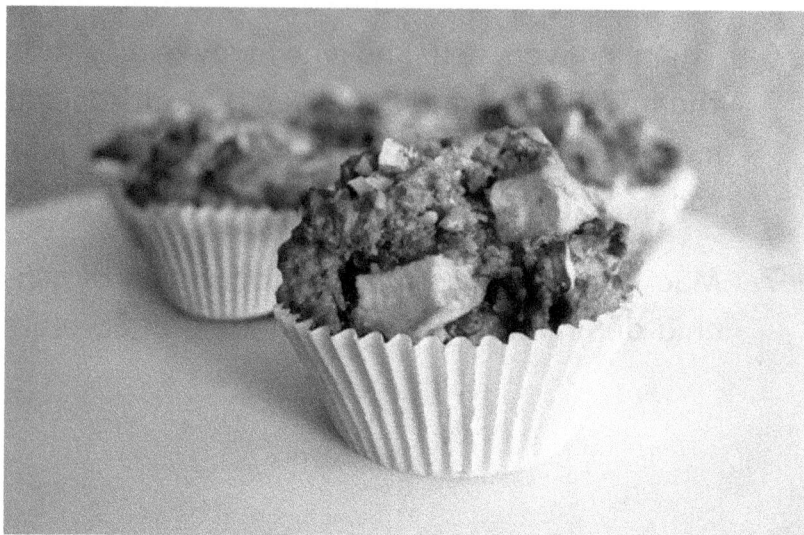

- Xịt nấu ăn (tùy chọn)

- 1 cốc bột mì đa dụng

- 1 chén bột làm bánh mì nguyên hạt

- 1 muỗng cà phê baking soda

- $\frac{1}{4}$ muỗng cà phê quế xay

- $\frac{3}{4}$ cốc đường nâu đóng gói

- $\frac{1}{4}$ cốc dầu hạt cải

- 2 quả trứng

- 1 cốc nước sốt táo không đường

- 1 muỗng cà phê chiết xuất vani

- $\frac{3}{4}$ cốc sữa bơ ít béo

- 1 quả táo vừa, gọt vỏ

Để làm bánh muffin:

a) Trong một tô trộn vừa, trộn bột mì, baking soda và quế. Trong một tô lớn, trộn đường nâu và dầu.

b) Thêm từng quả trứng vào, đánh đều sau mỗi lần thêm cho đến khi trứng hòa quyện. Khuấy nước sốt táo và vani.

c) Thêm một nửa hỗn hợp bột vào và khuấy đều. Thêm một nửa số bơ sữa và phần bột còn lại vào, khuấy lại cho đến khi hòa quyện. Thêm buttermilk còn lại và khuấy đều để kết hợp. Gấp quả táo vào.

d) Múc bột vào khuôn muffin đã chuẩn bị sẵn, chia đều. Rắc hạt topping lên trên. Nướng trong lò từ 20 đến 25 phút .

7. Bánh kếp bột yến mạch phong-quế

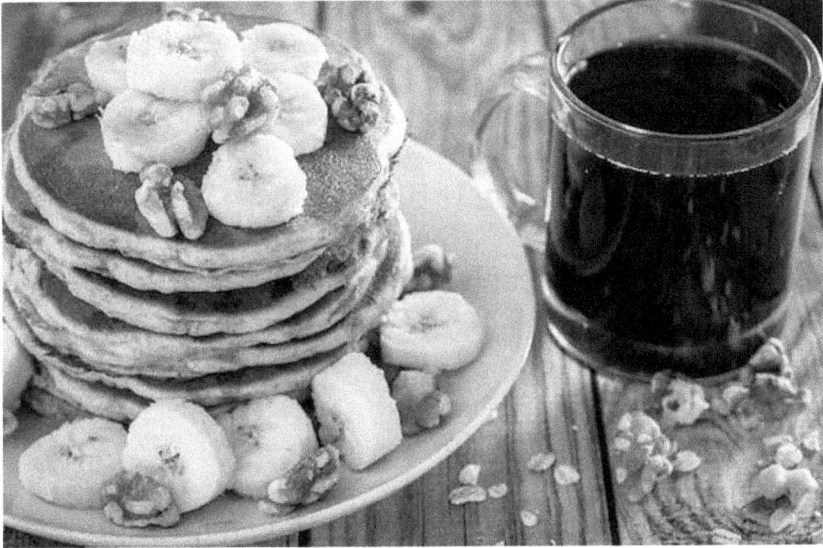

- 1½ chén yến mạch cán kiểu cũ

- ½ chén bột mì nguyên cám

- 1 muỗng cà phê quế xay

- 1 thìa cà phê bột nở

- 2 cốc bơ sữa ít béo

- 2 muỗng canh si-rô phong

- 1 quả trứng

- Bình xịt nấu ăn

1. Trong một tô trộn vừa, trộn yến mạch, bột mì, quế và bột nở.

2. Trong một tô trộn lớn, đánh đều bơ sữa, xi-rô cây thích và trứng.

3. Thêm hỗn hợp khô vào hỗn hợp ướt làm 2 hoặc 3 lần thêm, trộn đều sau mỗi lần thêm. Để yên trong 10 đến 15 phút, cho đến khi hỗn hợp trở nên sủi bọt.

4. Xịt dung dịch xịt nấu ăn lên chảo chống dính và đun nóng trên lửa vừa. Múc bột vào chảo, khoảng ¼ cốc cho mỗi chiếc bánh và nấu trong 2

đến 3 phút, cho đến khi xuất hiện bong bóng trên bề mặt. Lật và tiếp tục nấu thêm 1 đến 2 phút nữa, cho đến khi mỗi chiếc bánh có màu nâu ở mặt thứ hai.

8. Củ cải Thụy Sĩ và Quinoa Frittata

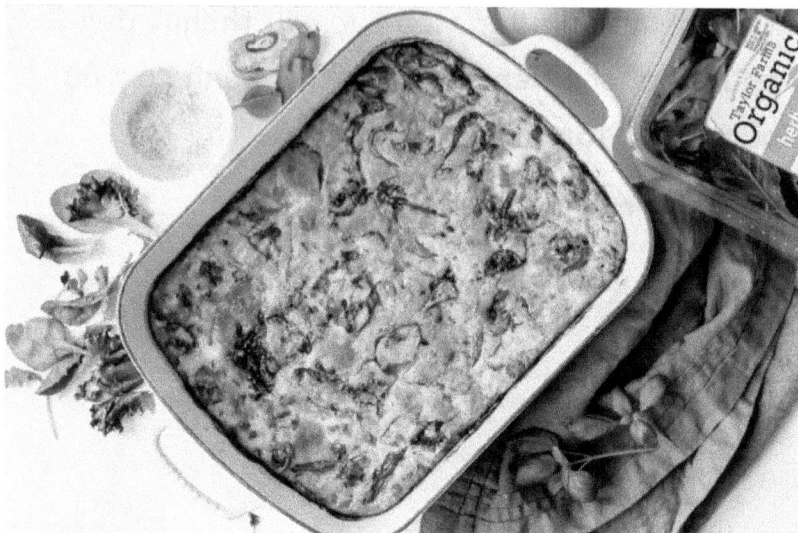

PHỤC VỤ 6

- Bình xịt nấu ăn
- ⅓ cốc vụn bánh mì không gia vị
- 1 muỗng canh dầu ô liu
- 1 củ hành vừa, thái hạt lựu
- 2 tép tỏi, băm nhỏ
- 1 pound lá củ cải Thụy Sĩ, loại bỏ phần cuống cứng ở giữa và lá thái lát mỏng
- 1 thìa húng tây tươi băm nhỏ hoặc 1 thìa cà phê húng tây khô
- ¼ thìa cà phê ớt đỏ
- 1 cốc quinoa, nấu theo hướng dẫn trên bao bì (khoảng 2 cốc đã nấu chín)
- 1 cốc phô mai ricotta ít béo
- ¼ thìa cà phê hạt tiêu mới xay
- 2 quả trứng, đánh nhẹ

1. Làm nóng lò ở nhiệt độ 350°F.

2. Xịt bình xịt nấu ăn lên đĩa nướng 8 x 8 inch và phủ vụn bánh mì lên đĩa nướng.

3. Đun nóng dầu trong chảo lớn trên lửa vừa cao. Thêm hành tây và tỏi vào nấu, khuấy thường xuyên cho đến khi mềm, khoảng 5 phút.

4. Thêm củ cải vào và nấu thêm 3 đến 4 phút nữa, khuấy thường xuyên cho đến khi rau héo. Khuấy lá húng tây và ớt đỏ.

5. Lấy chảo ra khỏi lửa và chuyển hỗn hợp củ cải sang tô trộn vừa.

6. Khuấy hạt quinoa đã nấu chín, phô mai, hạt tiêu và trứng vào hỗn hợp củ cải. Chuyển hỗn hợp vào đĩa nướng đã chuẩn bị sẵn và nướng trong lò khoảng 1 giờ, cho đến khi các cạnh bắt đầu chuyển sang màu nâu và phần giữa đã chín.

7. Để frittata nguội trong vài phút trước khi cắt thành hình vuông. Thưởng thức khi còn nóng hoặc ở nhiệt độ phòng.

9. Trứng Nướng Cay Phô Mai Dê

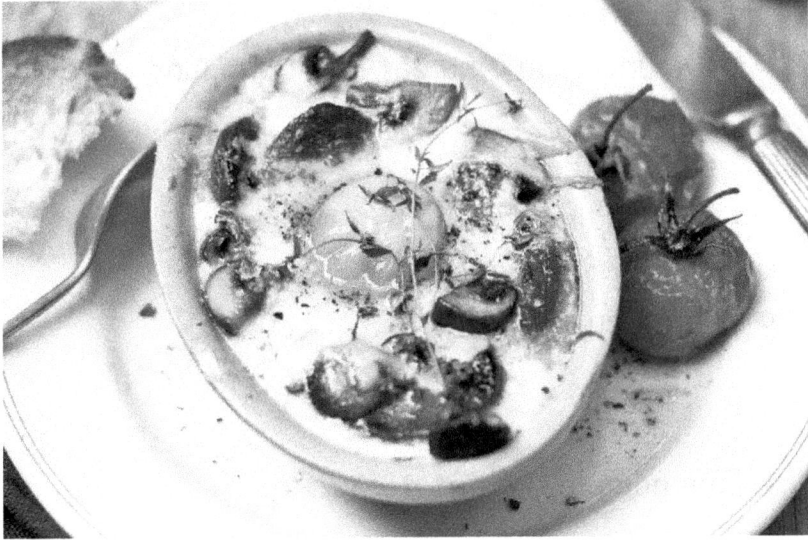

PHỤC VỤ 4

- Bình xịt nấu ăn
- 10 ounce rau bina cắt nhỏ đông lạnh, rã đông và vắt khô
- 4 quả trứng
- $\frac{1}{4}$ cốc salsa đậm đặc
- $\frac{1}{4}$ chén phô mai dê vụn
- Hạt tiêu mới xay

1. Làm nóng lò ở nhiệt độ 325°F.

2. Xịt dung dịch xịt nấu ăn lên bốn cốc ramekin hoặc cốc sữa trứng nặng 6 ounce.

3. Đổ rau chân vịt vào dưới mỗi ramekin, chia đều. Tạo một vết lõm nhẹ ở giữa mỗi lớp rau bina.

4. Đập một quả trứng lên trên rau bina trong mỗi chiếc ramekin. Phủ lên mỗi quả trứng 1 thìa salsa và 1 thìa phô mai dê. Rắc hạt tiêu.

5. Đặt ramekins lên khay nướng và nướng trong lò khoảng 20 phút, cho đến khi lòng trắng chín hoàn toàn, nhưng lòng đỏ vẫn hơi chảy nước. Phục vụ ngay lập tức.

10. Trứng tráng nấm tỏi và phô mai

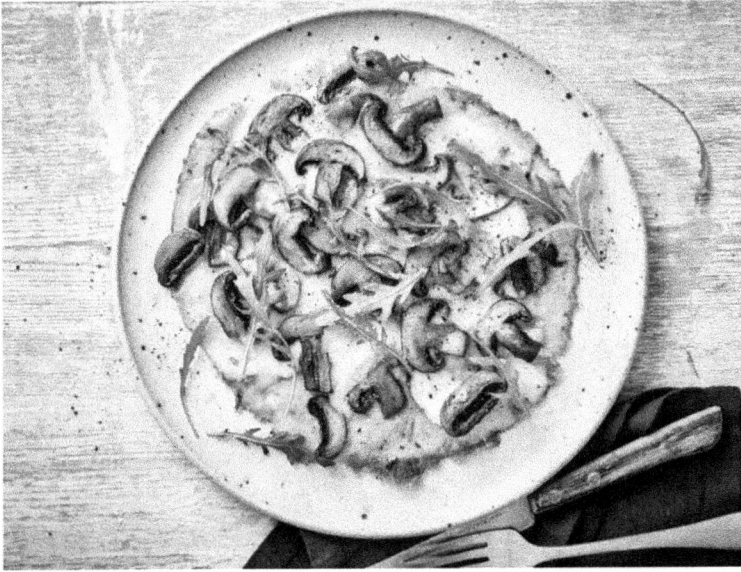

PHỤC VỤ 1

- 2 quả trứng
- 1 thìa cà phê nước
- Hạt tiêu mới xay
- Bình xịt nấu ăn
- ½ thìa cà phê tỏi băm
- 4 ounce nấm thái lát hoặc nấm cremini
- 1 ounce phô mai Thụy Sĩ cắt nhỏ có hàm lượng natri thấp
- 1 muỗng cà phê mùi tây tươi băm nhỏ

1. Trong một bát nhỏ, đánh trứng, nước và hạt tiêu cho vừa ăn cho đến khi hòa quyện.

2. Xịt dung dịch xịt nấu ăn lên chảo chống dính nhỏ và đun nóng trên lửa vừa. Thêm tỏi và nấm vào nấu, khuấy thường xuyên cho đến khi nấm mềm, khoảng 5 phút. Chuyển hỗn hợp nấm vào tô.

3. Xịt lại chảo bằng bình xịt nấu ăn, nếu cần và đặt trên lửa vừa. Thêm trứng và nấu chúng cho đến khi các cạnh bắt đầu se lại. Dùng thìa đẩy trứng từ các cạnh về phía giữa. Nghiêng chảo để trứng chưa chín trải đều ra bên ngoài miếng trứng. Nấu cho đến khi món trứng tráng gần chín.

4. Múc nấm đã nấu chín vào món trứng tráng theo hàng dọc ở giữa. Phủ phô mai và một nửa mùi tây lên trên.

5. Gấp một mặt của món trứng tráng lên trên mặt kia. Để nó nấu trong 1 phút hoặc lâu hơn để làm tan chảy phô mai.

6. Xếp món trứng tráng lên đĩa và dùng ngay, trang trí với phần rau mùi tây còn lại.

MÓN ĂN VÀ MÓN KHAI THÁC

11. Bắp rang tiêu chanh với Parmesan

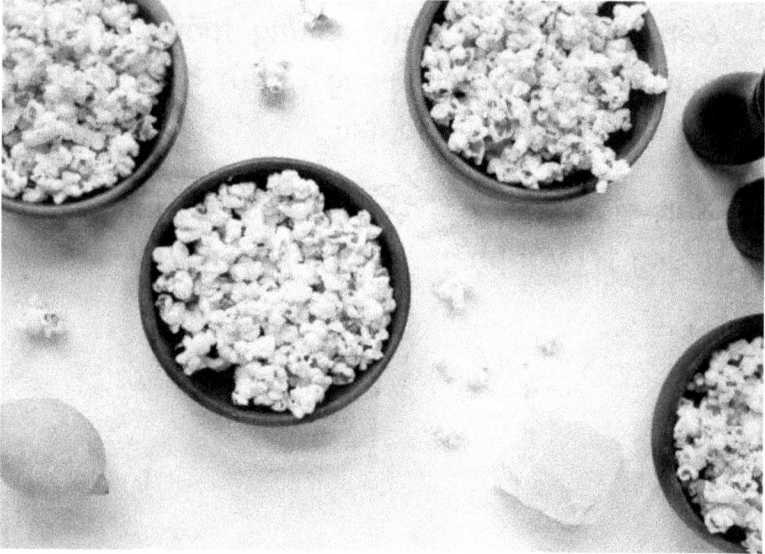

PHỤC VỤ 4

- 4 cốc bỏng ngô nổ bằng hơi
- 2 muỗng canh phô mai Parmesan bào
- ¾ thìa cà phê gia vị chanh tiêu

1. Trong một tô lớn, kết hợp tất cả các thành phần.

2. Quăng tốt và phục vụ ngay lập tức.

12. Đậu phộng chanh cà ri

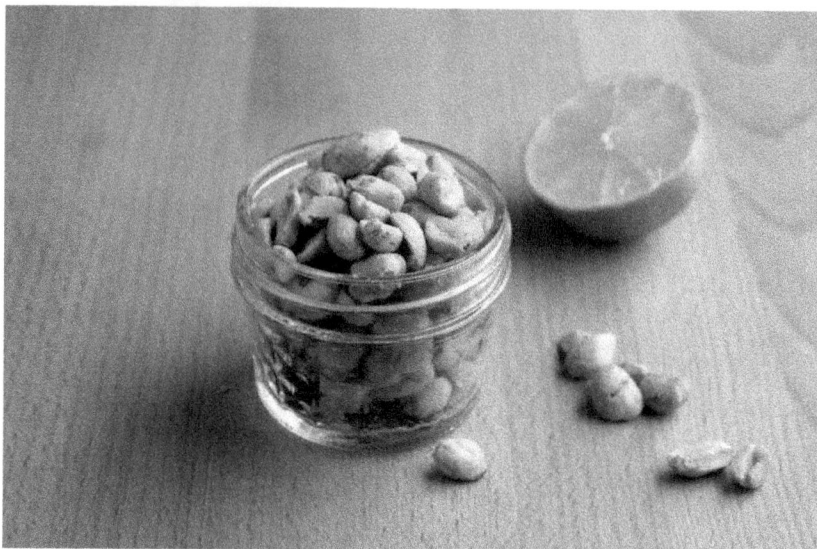

- 2 thìa nước cốt chanh tươi
- 2 thìa bột cà ri
- $\frac{1}{4}$ thìa cà phê ớt cayenne (tùy chọn)
- 2 chén đậu phộng không muối

1. Làm nóng lò ở nhiệt độ 250°F.

2. Trong một tô trộn vừa, đánh đều nước cốt chanh, bột cà ri và ớt cayenne, nếu dùng, cho đến khi hòa quyện. Thêm đậu phộng và khuấy đều.

3. Trải đều đậu phộng lên khay nướng lớn.

4. Nướng đậu phộng trong lò, thỉnh thoảng khuấy trong khoảng 45 đến 50 phút cho đến khi chúng bắt đầu chuyển sang màu nâu.

5. Để đậu phộng nguội hoàn toàn trước khi ăn; chúng có thể được bảo quản trong hộp kín ở nhiệt độ phòng trong tối đa 1 tuần.

13. Khoai tây chiên hương thảo

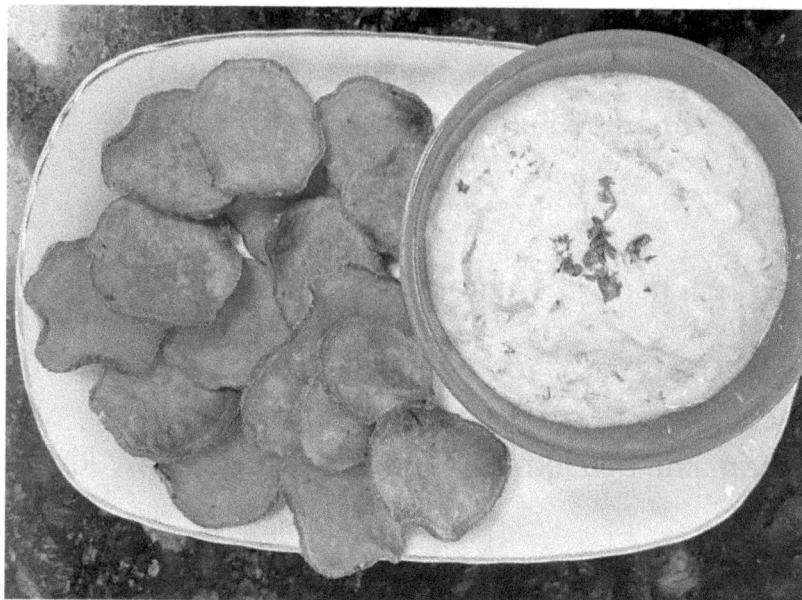

PHỤC VỤ 2

- Bình xịt nấu ăn
- 1 củ khoai lang lớn, gọt vỏ và thái lát mỏng
- 1 muỗng cà phê hương thảo tươi băm nhỏ

1. Làm nóng lò ở nhiệt độ 400°F.

2. Phủ 2 khay nướng lớn bằng bình xịt nấu ăn.

3. Xếp các lát khoai tây lên khay nướng đã chuẩn bị sẵn thành một lớp. Xịt chúng bằng bình xịt nấu ăn và rắc hương thảo.

4. Nướng từng tờ một trong lò khoảng 15 phút, cho đến khi khoai tây chiên bắt đầu chuyển sang màu nâu. Chuyển chip vào giá để nguội.

5. Ăn ngay hoặc bảo quản khoai tây chiên trong hộp kín ở nhiệt độ phòng trong tối đa 2 ngày.

14. Jalapeño-Cilantro Hummus

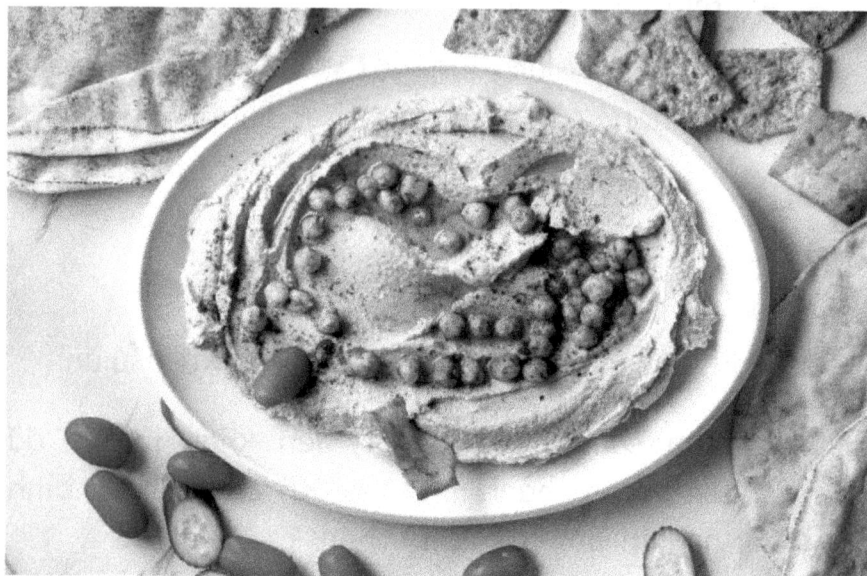

PHỤC VỤ 6

- 1 (15 ounce) lon đậu xanh, để ráo nước và rửa sạch
- 1 chén lá ngò, cộng thêm lá để trang trí
- 2 quả jalapeños nhỏ, bỏ hạt và cắt nhỏ
- 1 tép tỏi
- $\frac{1}{4}$ cốc nước cốt chanh tươi
- 2 muỗng canh tahini (mè dán)
- 1 muỗng canh dầu ô liu

1. Trong máy xay thực phẩm, xay nhuyễn đậu xanh, ngò, ớt jalapeños và tỏi cho đến khi mịn.

2. Thêm nước cốt chanh, tahini và dầu vào rồi xay cho đến khi hòa quyện. Nếu hỗn hợp quá đặc, hãy thêm nước, mỗi lần 1 muỗng canh, cho đến khi đạt được độ đặc mong muốn.

3. Dùng ngay món hummus, trang trí thêm ngò, hoặc đậy nắp và để trong tủ lạnh tối đa 2 ngày.

15. Nước chấm tỏi tươi và sữa chua thảo mộc

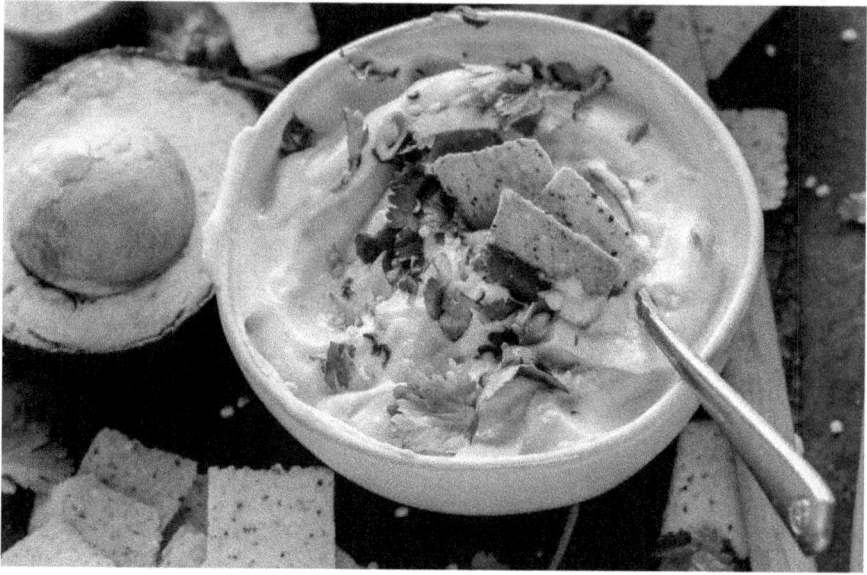

PHỤC VỤ 8

- 1 cốc sữa chua Hy Lạp không béo
- ½ cốc dưa chuột bào, để ráo nước và vắt khô
- 2 muỗng canh hành tây vàng xay
- 1 thìa nước cốt chanh tươi
- 1 thìa thì là tươi băm nhỏ
- 1 muỗng canh bạc hà tươi băm nhỏ
- 1 muỗng cà phê oregano tươi băm nhỏ
- 2 thìa cà phê mật ong
- 2 tép tỏi, băm nhỏ
- 1 muỗng cà phê dầu ô liu

1. Trong một tô vừa, trộn tất cả nguyên liệu. Khuấy đều để trộn đều.

2. Đậy nắp và để trong tủ lạnh ít nhất 1 giờ để hương vị hòa quyện.

3. Dùng ngay món nhúng hoặc bảo quản trong tủ lạnh tối đa 2 ngày.

16. Bánh mì nướng Sweet Pea và Ricotta

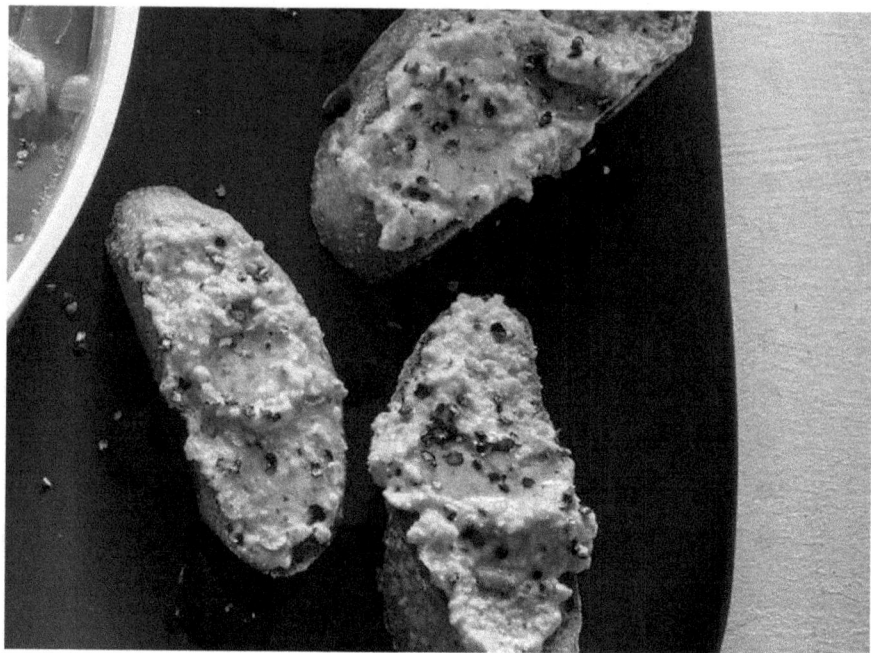

PHỤC VỤ 8

- 1½ chén đậu Hà Lan đông lạnh
- Nước ép của 1 quả chanh
- 1 muỗng canh dầu ô liu
- ½ chén húng quế tươi cắt nhỏ
- ½ thìa cà phê hạt tiêu mới xay
- 24 lát bánh mì baguette nguyên hạt mỏng
- 1 tép tỏi, giảm một nửa
- ¾ cốc phô mai ricotta tách béo một phần

1. cả đậu Hà Lan cho đến khi mềm theo hướng dẫn trên bao bì. Xả và rửa sạch đậu bằng nước lạnh.

2. Cho đậu Hà Lan đã nấu chín, nước cốt chanh, dầu, húng quế và hạt tiêu vào máy xay thực phẩm và xay cho đến khi mịn.

3. Xịt các lát bánh mì bằng bình xịt nấu ăn và sắp xếp chúng thành một lớp trên khay nướng lớn. Nướng các lát bánh mì baguette trong lò từ 4 đến 5 phút mỗi mặt, cho đến khi bánh mì giòn và có màu vàng nâu.

4. Lấy các lát bánh mì baguette ra khỏi lò và để nguội trong vài phút trên giá lưới.

5. Chà từng miếng bánh mì nướng với các mặt cắt của tép tỏi đã cắt đôi.

6. Trải phô mai ricotta lên các lát bánh mì nướng và sắp xếp chúng trên khay nướng. Đun khoảng 1 đến 2 phút cho đến khi phô mai ấm và bắt đầu sủi bọt.

17. Bánh mì xoắn cà chua và thịt xông khói

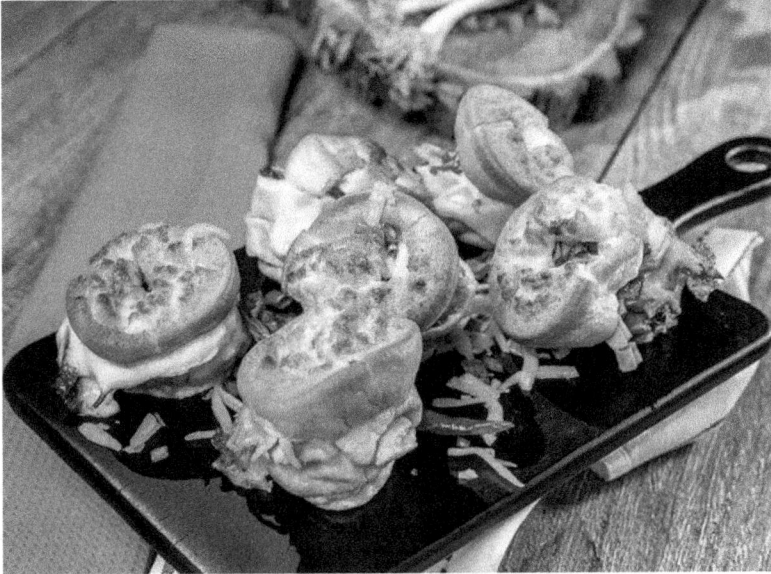

LÀM 8 vòng xoắn
- 2 thìa cà chua thái nhỏ phơi nắng
- $\frac{1}{2}$ chén bột mì đa dụng
- $\frac{1}{4}$ chén bột mì nguyên cám
- 1 muỗng cà phê bột nở ít natri
- $\frac{1}{4}$ thìa cà phê ớt đỏ
- $\frac{1}{8}$ muỗng cà phê kem tartar
- $2\frac{1}{2}$ muỗng canh bơ không muối
- 2 lát thịt xông khói gà tây, nấu chín và cắt nhỏ
- $\frac{1}{4}$ cốc sữa không béo
- 2 muỗng canh phô mai Parmesan bào

1. Trong một bát nhỏ, phủ nước nóng lên cà chua đã phơi nắng và để yên trong 5 phút để hoàn nguyên cà chua. Xả, loại bỏ chất lỏng ngâm.

2. Trong máy xay thực phẩm, trộn bột mì, bột nở, ớt đỏ và kem tartar. Thêm bơ và xay cho đến khi hỗn hợp giống như một bữa ăn thô. Chuyển hỗn hợp vào tô trộn vừa.

3. Khuấy thịt xông khói và cà chua. Thêm sữa và khuấy đều cho đến khi bột quyện lại với nhau.

4. Đổ bột ra một mặt phẳng đã rắc chút bột mì và nhào nhiều lần cho đến khi bột mịn. Đổ bột thành hình vuông 4 x 4 inch.

5. Cắt hình vuông thành 4 dải bằng nhau rồi chia đôi mỗi dải theo chiều ngang. Xoắn từng dải và đặt nó lên một tấm nướng lớn.

6. Xịt dung dịch xịt nấu ăn lên các vòng xoắn bánh mì, rắc phô mai rồi nướng trong lò cho đến khi có màu nâu vàng nhạt, khoảng 10 phút. Phục vụ ngay lập tức.

18. Quesadillas thịt cua

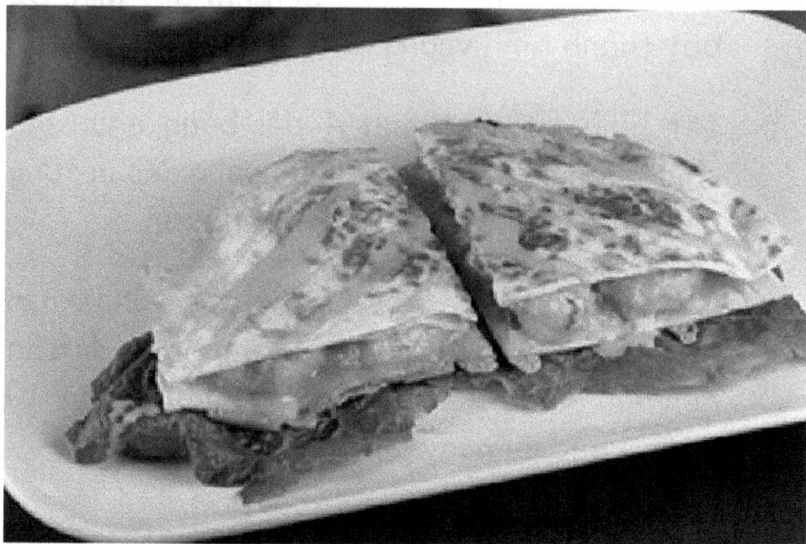

- ¾ cốc phô mai cheddar ít natri cắt nhỏ
- 2 ounce phô mai kem ít béo, làm mềm
- 4 củ hành xanh, thái lát mỏng
- ½ quả ớt chuông đỏ vừa, thái nhỏ
- ⅓ chén ngò xắt nhỏ
- 1 jalapeño, bỏ hạt và băm nhỏ
- 1 thìa cà phê vỏ chanh
- 1 muỗng canh nước cốt chanh tươi
- 8 ounce thịt cua cục
- 4 bánh bột mì nguyên cám
- Bình xịt nấu ăn

1. Trong tô vừa, trộn phô mai cheddar, phô mai kem, hành lá, ớt chuông, ngò, ớt jalapeño, vỏ chanh và nước cốt chanh. Gấp thịt cua vào, cẩn thận đừng bẻ quá nhiều.

2. Rải hỗn hợp thịt cua lên một nửa mỗi chiếc bánh ngô, chia đều. Gấp bánh ngô lại để tạo thành hình bán nguyệt.

3. Xịt dung dịch xịt nấu ăn lên chảo chống dính lớn và đun nóng trên lửa vừa. Nấu 2 quesadillas

cùng một lúc, khoảng 3 phút mỗi mặt, cho đến khi chúng có màu nâu vàng và nhân nóng.

4. Lấy quesadillas ra khỏi chảo và giữ ấm trong khi nấu những quesadillas còn lại.

5. Cắt mỗi quesadilla thành 4 miếng và dùng nóng.

19. Nút sữa chua đông lạnh

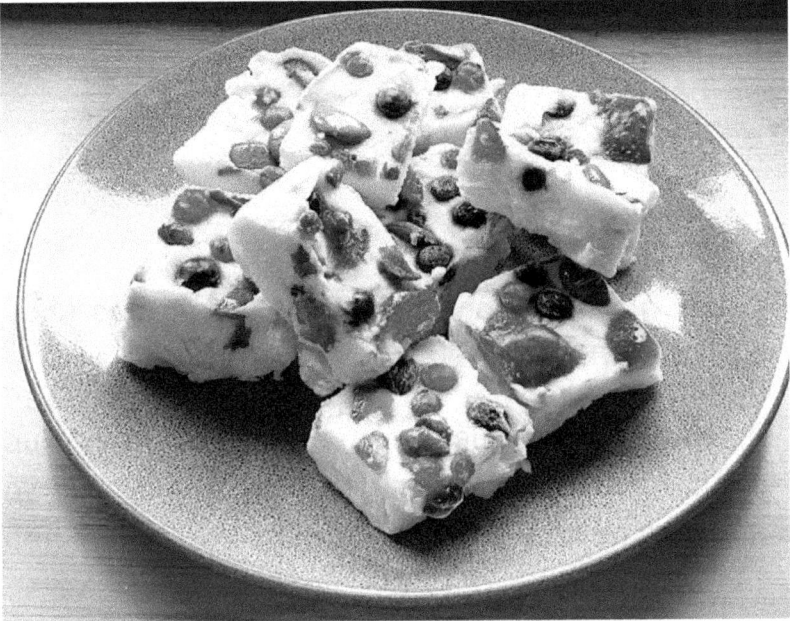

PHỤC VỤ 1

- ½ cốc quả hỗn hợp đông lạnh
- 1 cốc sữa chua Hy Lạp nguyên chất không béo
- 1 thìa cà phê mật ong

1. Lót giấy nến vào khay nướng (đảm bảo khay nướng sẽ vừa với tủ đông của bạn).

2. Xay nhuyễn quả mọng bằng máy xay thực phẩm hoặc máy xay sinh tố. Thêm sữa chua và mật ong vào và xay cho đến khi mịn và kết hợp tốt.

3. Nhỏ hỗn hợp sữa chua-quả mọng khoảng ¼ thìa cà phê lên giấy nến, chừa khoảng trống ở giữa để chúng không dính vào nhau.

4. Đặt khay nướng vào tủ đông và đông lạnh cho đến khi các giọt cứng lại, ít nhất 3 giờ.

5. Dùng ngay hoặc chuyển từng giọt vào túi nhựa có thể bịt kín, an toàn trong tủ đông và bảo quản cho đến khi sẵn sàng ăn.

20. Thanh Granola sô cô la anh đào

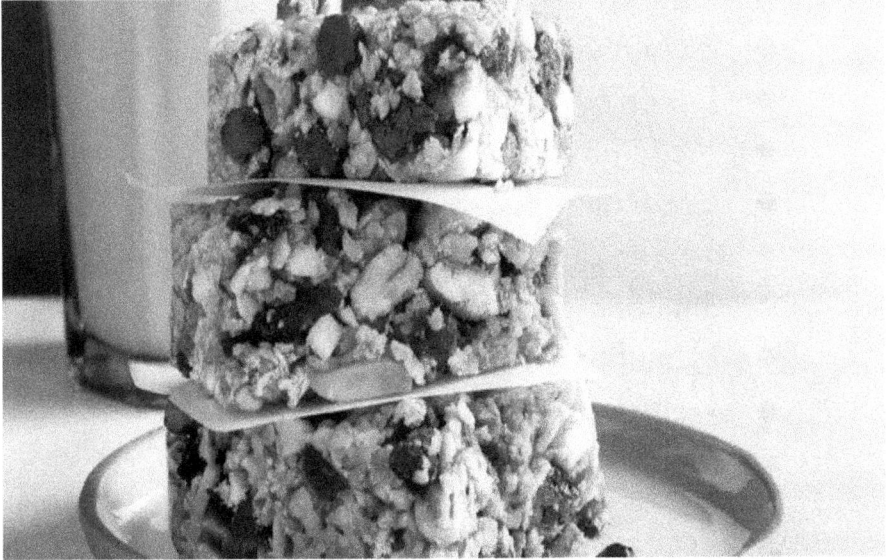

LÀM 12 THANH

- Bình xịt nấu ăn
- 2 chén yến mạch nấu nhanh kiểu cũ
- 1 chén hạnh nhân thái lát
- ¼ cốc hạt lanh
- ⅔ cốc mật ong
- ¼ chén đường nâu đóng gói
- 3 muỗng canh dầu dừa
- 1½ muỗng cà phê chiết xuất vani
- ½ chén quả anh đào khô cắt nhỏ
- ½ cốc sô-cô-la đen cắt nhỏ

1. Trong một tô trộn lớn, trộn yến mạch và hạnh nhân rồi khuấy đều. Trải hỗn hợp ra khay nướng lớn và nướng trong lò khoảng 10 phút, thỉnh thoảng khuấy đều cho đến khi chín nhẹ.

2. Cho hỗn hợp trở lại tô trộn lớn và khuấy đều hạt lanh.

3. Giảm nhiệt độ lò xuống 300°F.

4. Trong một cái chảo nhỏ đặt trên lửa vừa, kết hợp mật ong, đường nâu và dầu dừa rồi đun sôi. Nấu, khuấy trong 1 phút, sau đó cho vani vào.

5. Thêm hỗn hợp mật ong vào hỗn hợp hỗn hợp yến mạch cùng với quả anh đào và khuấy đều. Gấp sô cô la vào.

6. Chuyển hỗn hợp vào chảo nướng đã chuẩn bị. Nhấn hỗn hợp thành một lớp đều trong chảo. Nướng granola trong lò từ 25 đến 28 phút, cho đến khi granola bắt đầu có màu nâu.

món tráng miệng

21. Anh đào giòn p

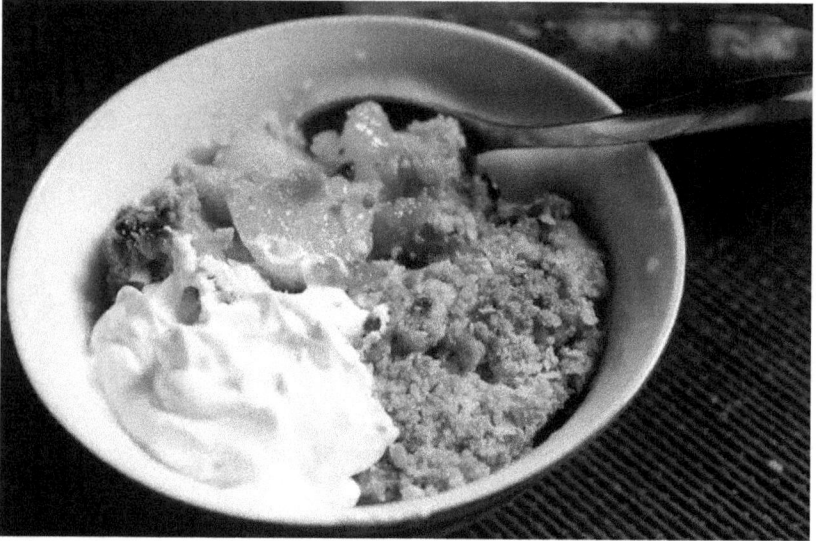

Năng suất: 6 phần ăn

Nguyên liệu

- 16 ounce Can đỏ chua rỗ

- Anh đào

- 1½ muỗng canh Bột ngô

- ½ cốc Yến mạch cán nấu nhanh

- 2 muỗng canh Quả óc chó băm nhỏ

- 4 thìa cà phê Đường

- ¼ thìa cà phê Chiết xuất hạnh nhân

- 1 muỗng canh Margarine - tan chảy

1. Để ráo quả anh đào, để lại ¾ cốc nước ép. Cho một lượng nhỏ nước trái cây, bột ngô và đường vào nồi. Khuấy nước trái cây còn lại.

2. Nấu trên lửa vừa phải, khuấy liên tục cho đến khi đặc và trong. Loại bỏ khỏi nhiệt. Thêm quả anh đào và chiết xuất. Trải trong chảo 8 inch.

3. TOPPING: Làm nóng lò ở nhiệt độ 375 F. Trộn yến mạch và quả óc chó trong tô nhỏ.

4. Thêm bơ thực vật; trộn đều với nĩa. Hỗn hợp sẽ vụn. Rắc topping lên quả anh đào. Nướng trong 20 phút hoặc cho đến khi mặt trên có màu nâu. Phục vụ ấm hoặc ướp lạnh

22. Trăng táo dai

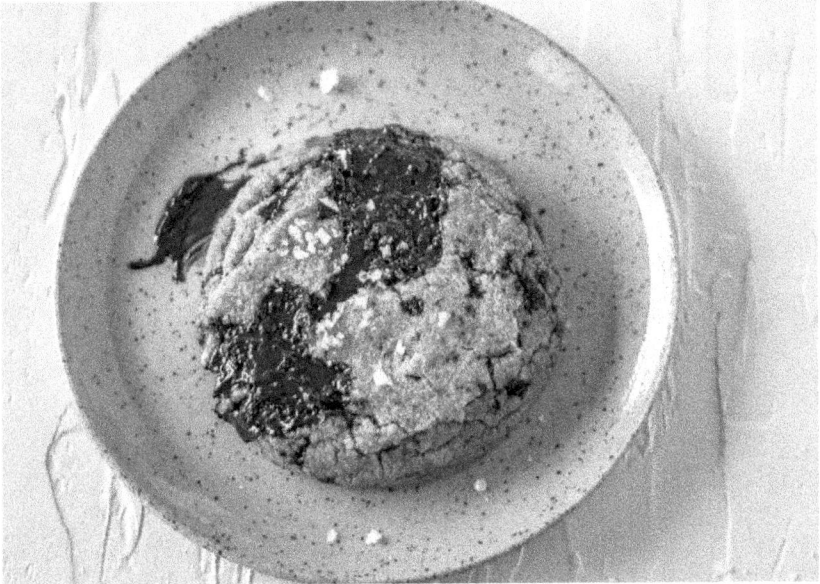

Năng suất: 18 phần ăn

Nguyên liệu

- ¾ cốc Nước trái cây, táo -- cô đặc

- ½ cốc Táo -- sấy khô

- 2 Trứng

- ¼ cốc Bơ -- tan chảy và để nguội

- 1 muỗng cà phê Vanilla

- 1¼ cốc Bột mì

- ½ muỗng cà phê Bột nở

- ½ muỗng cà phê quế - đất

- ¼ thìa cà phê Muối

- ⅛ thìa cà phê Hạt nhục đậu khấu - mặt đất

1. Cắt trái cây. Kết hợp nước táo cô đặc và táo; dễ dàng đứng 10 phút.

2. Làm nóng lò ở nhiệt độ 350. Đánh trứng trong tô vừa. Trộn hỗn hợp cô đặc, bơ và vani. Cho những thành phần còn lại vào và trộn đều. Thả một thìa bột dày 2" lên các tấm bánh quy đã phết dầu mỡ.

3. Nướng trong vòng 10-12 phút, cho đến khi cứng và có màu vàng nâu.

4. Giá đỡ dây mát mẻ. Lưu trữ trong hộp đậy nắp kín.

23. Bánh pao dành cho người tiểu đường và ít natri

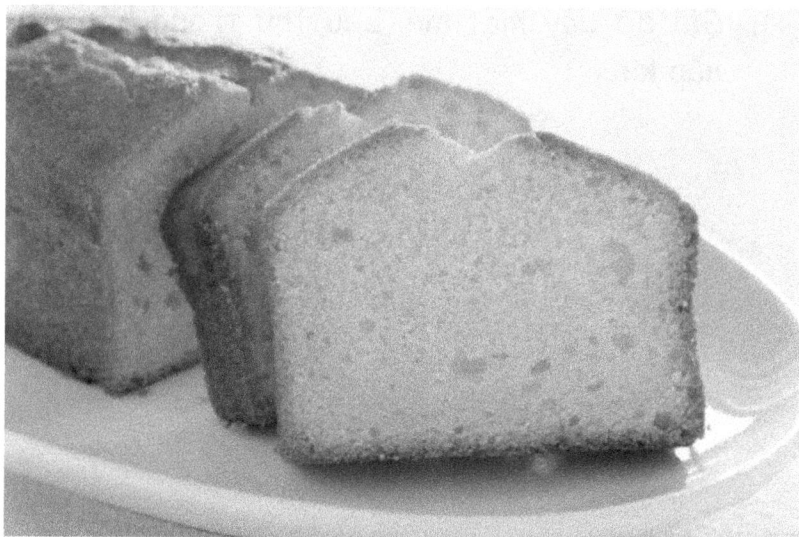

Năng suất: 4 phần ăn

Nguyên liệu

- 1½ cốc Rút ngắn rau

- 2¾ cốc Đường

- 9 Trứng

- 1 Chanh vàng; Nước ép của

- 1 muỗng cà phê Vanilla

- 2 tách Bột bánh rong

1. Nhiệt trên hai 300 độ. Bôi mỡ và bột vào chảo ống 10 inch.

2. Kem rút ngắn cho đến khi mịn. Dần dần thêm đường và kem vào.

3. Thêm từng quả trứng vào, đánh đều sau mỗi quả trứng. Khuấy nước cốt chanh và vani. Rây bột bánh và thêm vào hỗn hợp.

4. Đổ hỗn hợp vào chảo ống. Nướng trong 1 tiếng rưỡi hoặc cho đến khi kiểm tra xong.

24. Kem bơ sữa-chanh Sorbet

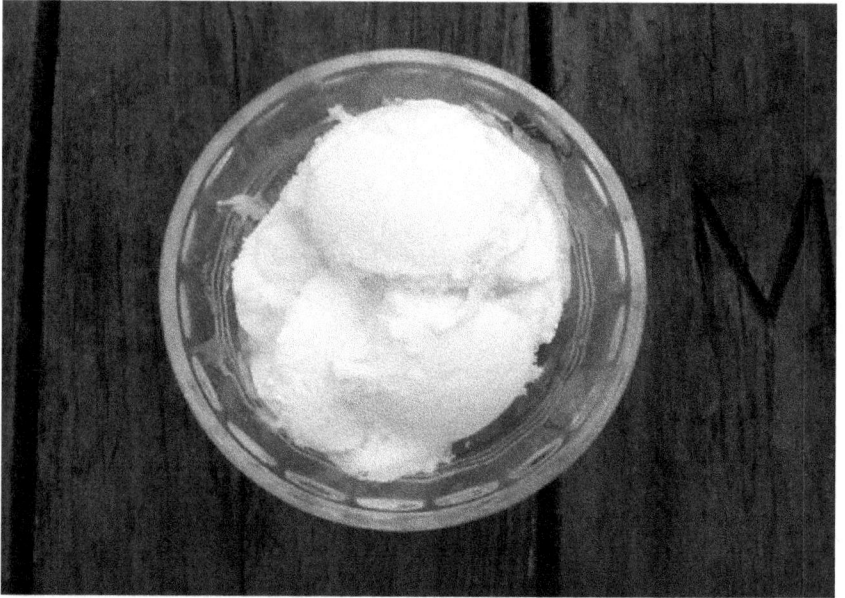

PHỤC VỤ 4

- 2 cốc bơ sữa ít béo
- 1 cốc đường
- Vỏ của 1 quả chanh
- $\frac{1}{4}$ cốc nước chanh tươi

1. Trong một tô trộn lớn, khuấy đều tất cả nguyên liệu với nhau cho đến khi đường tan hoàn toàn.

2. Đậy nắp và để hỗn hợp trong tủ lạnh khoảng 4 giờ, cho đến khi thật lạnh.

3. Chuyển hỗn hợp vào máy làm kem và đông lạnh theo hướng dẫn của nhà sản xuất.

4. Chuyển kem vào hộp đựng an toàn trong tủ đông và đông lạnh ít nhất 4 giờ trước khi dùng.

25. Kem đường nâu - hồ đào

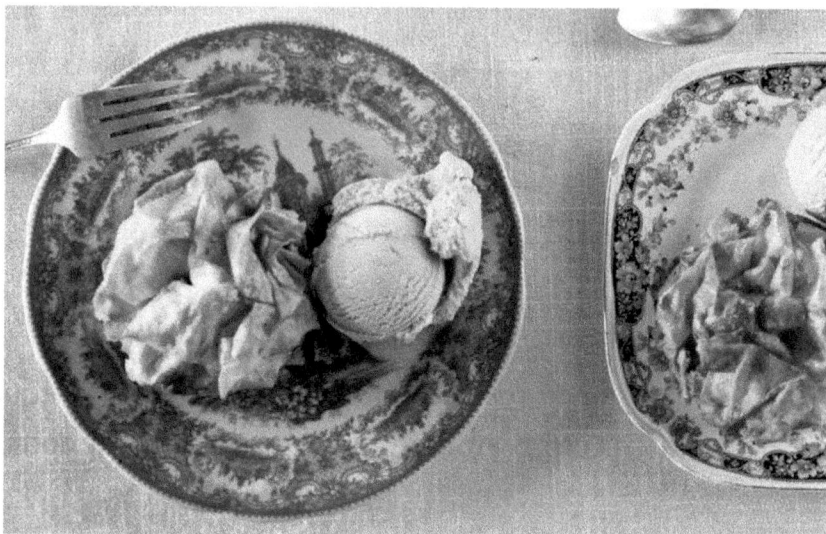

PHỤC VỤ 8

- 1 muỗng canh nước
- 1½ thìa cà phê bột gelatin không mùi
- 2½ cốc sữa ít béo
- ¾ cốc đường nâu đậm đóng gói
- ½ muỗng cà phê quế xay
- 3 lòng đỏ trứng
- 1 lon (12 ounce) sữa cô đặc không béo
- 1 muỗng cà phê chiết xuất vani
- ½ chén hồ đào xắt nhỏ

1. Trong một cái chảo lớn, đun nóng 1½ cốc sữa trên lửa vừa. Khi sữa nóng, cho đường nâu và quế vào khuấy đều, tiếp tục đun nóng .

2. Trong một tô vừa, đánh đều lòng đỏ trứng và sữa cô đặc. Thêm hỗn hợp sữa nóng vào hỗn hợp trứng theo dòng loãng, đánh liên tục cho đến khi hòa quyện.

3. Chuyển hỗn hợp trở lại nồi và đun trên lửa vừa, khuấy liên tục cho đến khi hỗn hợp bắt đầu đặc lại, khoảng 5 phút.

4. Lọc hỗn hợp qua rây mịn cho vào tô rồi cho hỗn hợp gelatin và nước vào trộn đều.

5. Khuấy 1 cốc sữa còn lại và chiết xuất vani, đậy nắp và để trong tủ lạnh ít nhất 2 giờ hoặc qua đêm.

6. Khuấy hỗn hợp, chuyển vào máy làm kem và đông lạnh theo hướng dẫn của nhà sản xuất. Khi hỗn hợp gần như đông cứng, thêm quả hồ đào vào.

26. Lê luộc màu đỏ Ruby

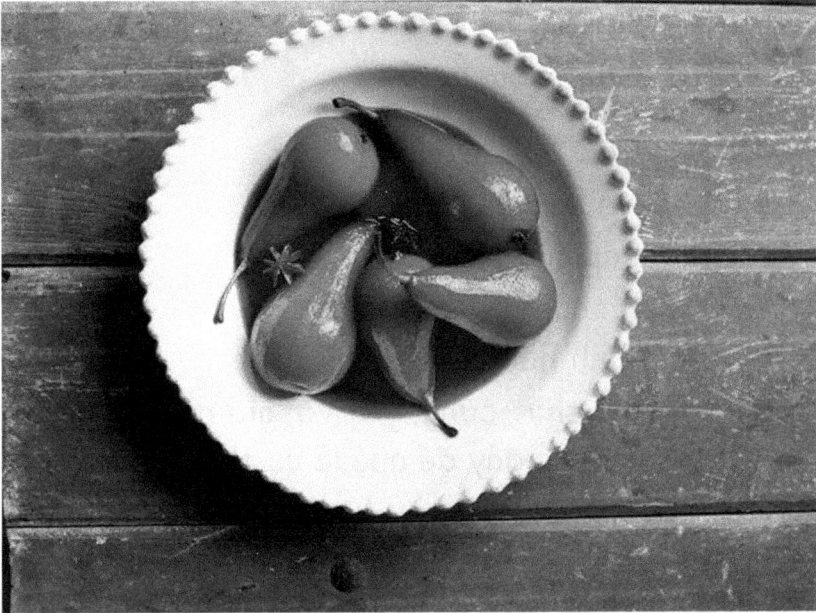

PHỤC VỤ 4

- 2 cốc rượu vang đỏ
- ¼ cốc đường
- 1 dải vỏ cam (3 inch)
- Nước ép của 1 quả cam
- 1 thanh quế
- 2 củ đinh hương
- 4 quả lê chín, cứng, gọt vỏ, giữ nguyên cuống và san bằng đáy để quả lê có thể đứng vững

1. Trong một cái chảo lớn, cho rượu, đường, vỏ cam, nước cam, thanh quế và đinh hương vào đun sôi trên lửa vừa cao. Giảm nhiệt xuống mức trung bình thấp và đun nhỏ lửa, không đậy nắp trong khoảng 5 phút.

2. Cho lê vào nước, đậy nắp và nấu, thỉnh thoảng lật lê trong khoảng 20 phút cho đến khi lê mềm nhưng không mềm. Chuyển quả lê vào đĩa hoặc tô lớn.

3. Tăng nhiệt lên mức trung bình cao và nấu các chất lỏng, khuấy đều trong khoảng 15 phút cho

đến khi hỗn hợp bắt đầu đặc lại và chuyển sang dạng siro.

4. Bỏ vỏ cam, thanh quế và đinh hương.

5. Đổ nước sốt lên lê và để lạnh trong 2 giờ hoặc hơn trước khi dùng.

27. Đào-quả việt quất giòn

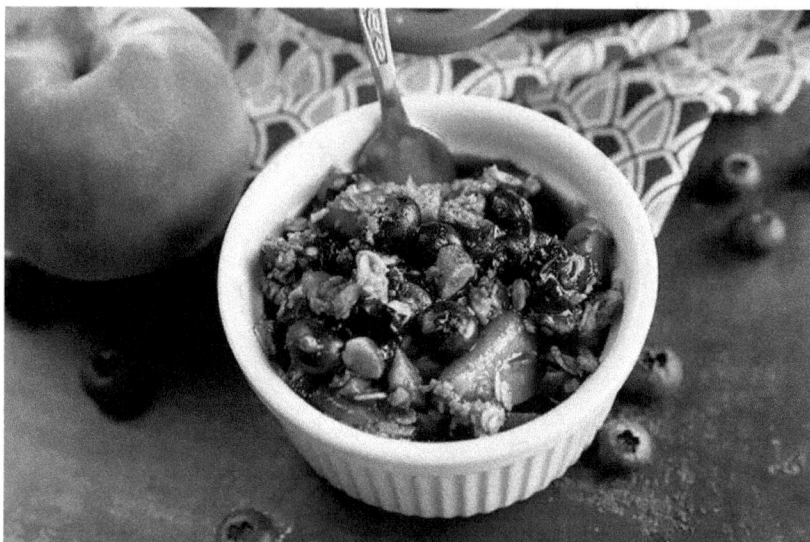

PHỤC VỤ 4

Để làm đầy:
- Bình xịt nấu ăn
- 2 cốc đào thái lát
- 1 cốc quả việt quất tươi
- 2 muỗng canh đường cát
- 2 muỗng canh bột mì đa dụng
- 2 thìa nước cốt chanh tươi

Đối với phần trên cùng:
- $\frac{3}{4}$ chén yến mạch cán kiểu cũ
- $\frac{1}{4}$ chén bột mì đa dụng
- 3 muỗng canh dừa nạo không đường
- 2 muỗng canh dầu dừa
- $\frac{1}{4}$ chén đường nâu đóng gói

1. Trong một tô lớn, trộn đào và quả việt quất với nhau. Thêm đường, bột mì và nước cốt chanh vào rồi trộn đều. Múc hỗn hợp vào các khuôn ramekin đã chuẩn bị sẵn, chia đều.

2. Kết hợp yến mạch, bột mì, dừa nạo, dầu dừa và đường nâu trong máy xay thực phẩm. Xung cho đến khi hỗn hợp được kết hợp tốt.

3. Đổ hỗn hợp lên trên trái cây trong ramekins, chia đều và đảm bảo phủ kín trái cây.

4. Đặt khay nướng có nhân ramekins vào lò nướng và nướng trong khoảng 1 giờ, cho đến khi mặt trên có màu nâu đẹp mắt và phần nhân rất nóng và sủi bọt.

5. Ăn nóng, phủ thêm một muỗng kem vani hoặc sữa chua đông lạnh nếu muốn.

28. Bánh lớp chanh Meringue

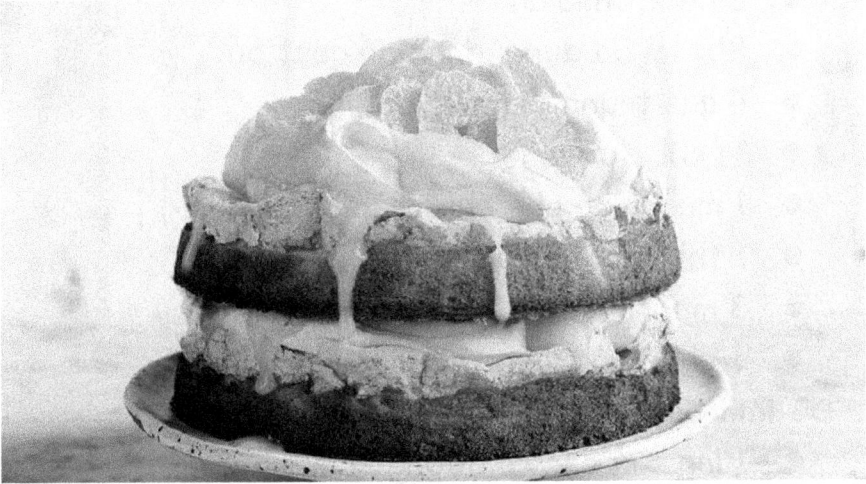

Đối với bánh:

- Bình xịt nấu ăn
- Bột mì đa dụng, dùng để quét bụi
- 4 quả trứng, ở nhiệt độ phòng
- ⅔ cốc đường
- 1 muỗng cà phê chiết xuất vani
- 1 thìa cà phê vỏ chanh
- 3 muỗng canh dầu hạt cải
- ¾ chén bột làm bánh

Để làm đầy:

- 1 lon sữa đặc có đường không béo
- 1 thìa cà phê vỏ chanh
- ⅓ cốc nước chanh tươi

Đối với phần trên cùng:

- 2 lòng trắng trứng, ở nhiệt độ phòng
- ¼ thìa cà phê kem tartar
- ¼ cốc đường
- ¼ thìa cà phê chiết xuất vani

Để làm bánh:

1. Trong một tô lớn, trộn trứng và đường rồi đánh bằng máy trộn điện đặt ở tốc độ trung bình cao cho đến khi mịn và có màu vàng nhạt, từ 8 đến 10 phút. Thêm vani và vỏ chanh.

2. Dùng thìa cao su nhẹ nhàng đổ dầu vào.

3. Khuấy bột cho đến khi kết hợp.

4. Chuyển bột vào chảo nướng đã chuẩn bị sẵn, chia đều.

5. Nướng bánh trong vòng 20 đến 22 phút, cho đến khi cắm tăm vào giữa bánh thấy tăm sạch sẽ.

6. Đặt các khuôn lên giá lưới để nguội trong 10 phút, sau đó lật bánh ra giá và để nguội hoàn toàn.

29. bánh kem sô cô la

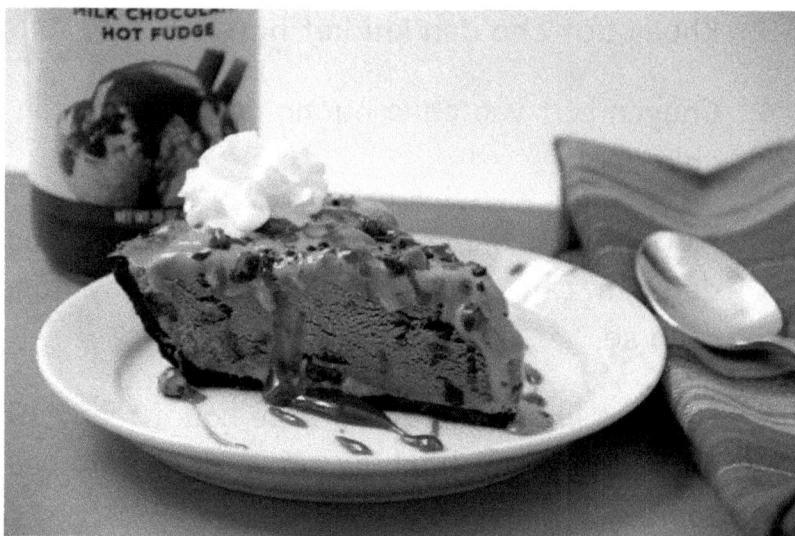

PHỤC VỤ 8

Đối với lớp vỏ:

- 1¼ cốc vụn bánh quy sô cô la
- 3 muỗng canh bơ không muối, tan chảy

Để làm đầy:

- ¾ cốc đường
- ¼ cốc bột ngô
- ¼ cốc bột cacao không đường
- 1¾ cốc sữa ít béo hoặc nước cốt dừa nhạt
- 1 quả trứng
- 4 ounce sôcôla đắng, thái nhỏ
- Topping không sữa không béo, dùng để phục vụ

1. Trong một cái chảo lớn đặt trên lửa vừa, trộn đường, bột ngô và ca cao với nhau. Thêm sữa và trứng vào và tiếp tục đánh cho đến khi mịn.

2. Nấu, khuấy liên tục cho đến khi hỗn hợp sủi bọt và đặc lại, khoảng 5 phút.

3. Nhấc hỗn hợp ra khỏi bếp và thêm sô cô la vào, khuấy đều cho đến khi sô cô la tan chảy hoàn toàn và hòa quyện.

4. Đổ nhân vào vỏ bánh đã chuẩn bị sẵn, dùng màng bọc thực phẩm bọc lại, ép nhựa lên bề mặt

nhân và để lạnh cho đến khi đông lại, ít nhất 4 giờ.

5. Dùng lạnh, phủ trái cây hoặc kem tươi lên trên, nếu muốn.

30. Thanh dừa tráng men sô cô la

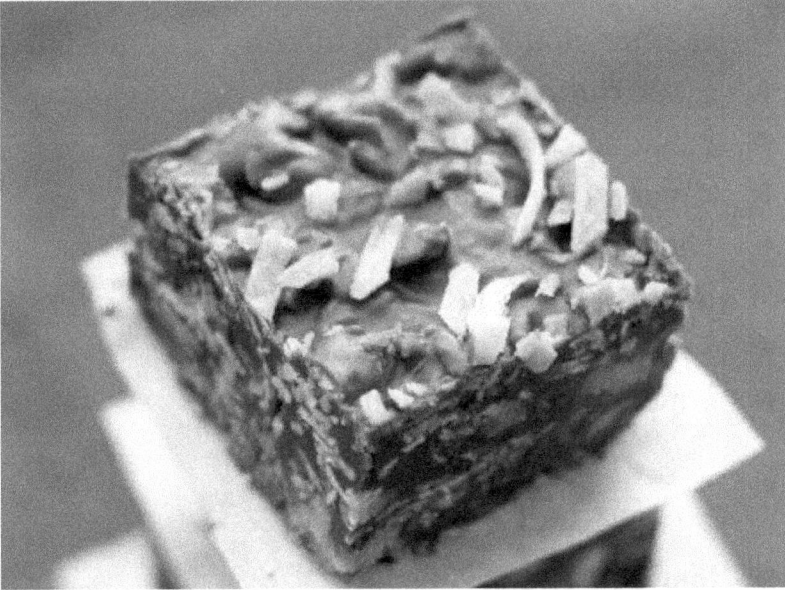

TẠO 8 THANH

Đối với các thanh:

- $1\frac{1}{2}$ chén dừa vụn không đường
- $\frac{1}{4}$ cốc đường
- 2 muỗng canh nước cốt dừa
- 2 muỗng canh dầu dừa
- $\frac{1}{2}$ muỗng cà phê chiết xuất vani

Đối với men sô cô la:

- 3 muỗng canh sô-cô-la đen nhỏ
- $\frac{1}{2}$ muỗng canh dầu dừa

Để làm các thanh:

1. Trong một tô vừa, khuấy đều dừa vụn, đường, kem dừa, dầu dừa và vani cho đến khi hòa quyện.

2. Trong cốc đo thủy tinh an toàn với lò vi sóng có vòi hoặc bát nhỏ an toàn với lò vi sóng, trộn sô cô la chip và dầu dừa. Đun nóng sô cô la và dầu trong lò vi sóng ở công suất 50 phần trăm trong 30 giây mỗi giờ cho đến khi sô cô la tan chảy một nửa.

3. Khuấy đều để chúng tan chảy hoàn toàn và trộn đều hỗn hợp.

4. Lấy các thanh ra khỏi tủ đông và cắt thành 8 thanh. Đặt các thanh lên khay nướng đã chuẩn bị sẵn và rưới men sô cô la lên trên.

5. Đặt khay nướng vào tủ đông khoảng 5 phút nữa cho đến khi sô-cô-la đông lại.

6. Dùng ngay hoặc bảo quản các thanh trong tủ lạnh tối đa 3 tuần.

31. Biscotti hạnh nhân anh đào

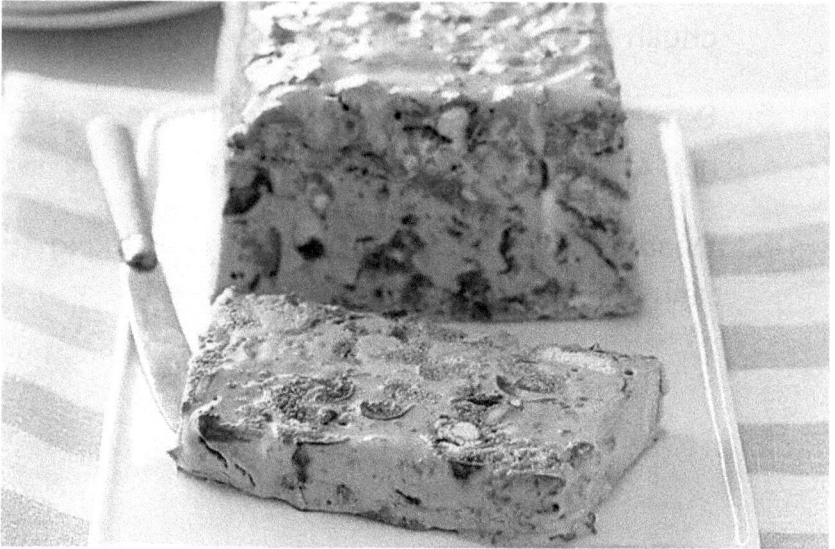

LÀM 18 BISCOTTI

- 1 cốc bột mì đa dụng
- 1 cốc bột mì nguyên cám
- ½ muỗng cà phê bột nở
- ½ muỗng cà phê baking soda
- ¼ cốc bơ không muối
- ½ chén đường cát
- ¼ chén đường nâu
- 2 quả trứng
- 1 muỗng canh chiết xuất vani
- 3 ounce hạnh nhân
- 2 ounce quả anh đào khô, cắt nhỏ

1. Trong một tô trộn vừa, khuấy đều bột mì, bột nở và baking soda.

2. Trong một tô trộn lớn, dùng máy trộn điện, đánh bơ và đường với nhau cho đến khi thành kem. Thêm từng quả trứng vào .

3. Thêm vani và các thành phần khô và đánh cho đến khi kết hợp tốt. Thêm hạnh nhân và anh đào khô.

4. Chia bột thành 2 phần bằng nhau. Trên khay nướng đã chuẩn bị sẵn, nặn bột thành hai ổ bánh mì có kích thước 3 x 8 inch.

5. Nướng bánh cho đến khi vàng, khoảng 30 đến 35 phút.

6. Cắt ổ bánh mì ở góc 45 độ thành các lát rộng 1 inch.

7. Đặt các lát trở lại khay nướng, đặt chúng trên các cạnh chưa cắt. Nướng biscotti cho đến khi chúng khô và có màu nâu nhạt, khoảng 25 phút.

32. Bánh quy bột yến mạch-sô cô la

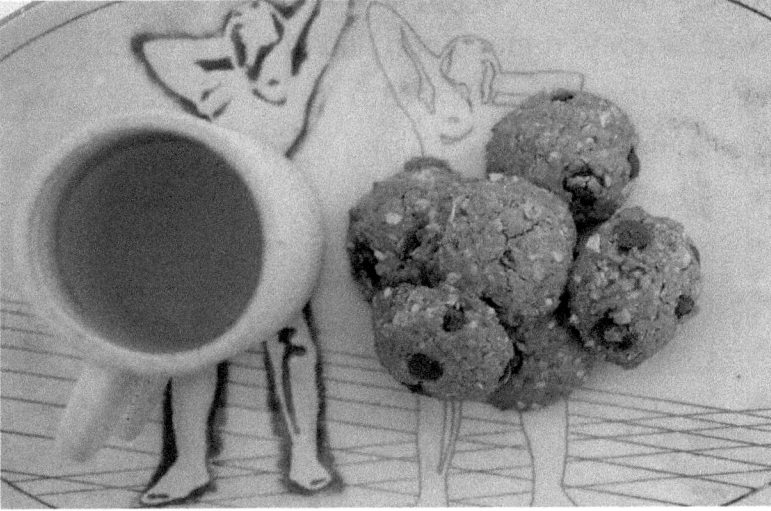

- ½ chén bột mì đa dụng
- ½ chén bột mì nguyên cám
- ¾ chén yến mạch cán nấu nhanh kiểu cũ
- ½ muỗng cà phê bột nở
- ⅓ muỗng cà phê baking soda
- ¾ chén đường nâu nhạt
- ⅓ cốc dầu hạt cải
- 1 quả trứng
- 1 muỗng cà phê chiết xuất vani
- ⅓ cốc sô-cô-la đen

1. Làm nóng lò ở nhiệt độ 350°F.

2. Lót giấy nến vào khay nướng lớn.

3. Trong một tô trộn vừa, trộn bột mì, yến mạch, bột nở và baking soda.

4. Dùng máy trộn điện, cho đường và dầu vào tô trộn lớn đánh đều.

5. Thêm trứng và vani vào rồi đánh đều.

6. Thêm hỗn hợp khô vào hỗn hợp ướt và đánh đều.

7. Gấp sô cô la chip vào.

8. Đổ bột bánh quy lên khay nướng bằng thìa tròn.

9. Nướng bánh cho đến khi có màu vàng nâu, khoảng 25 phút. Chuyển bánh quy sang giá lưới để nguội.

33. Bánh mì ngô ít natri

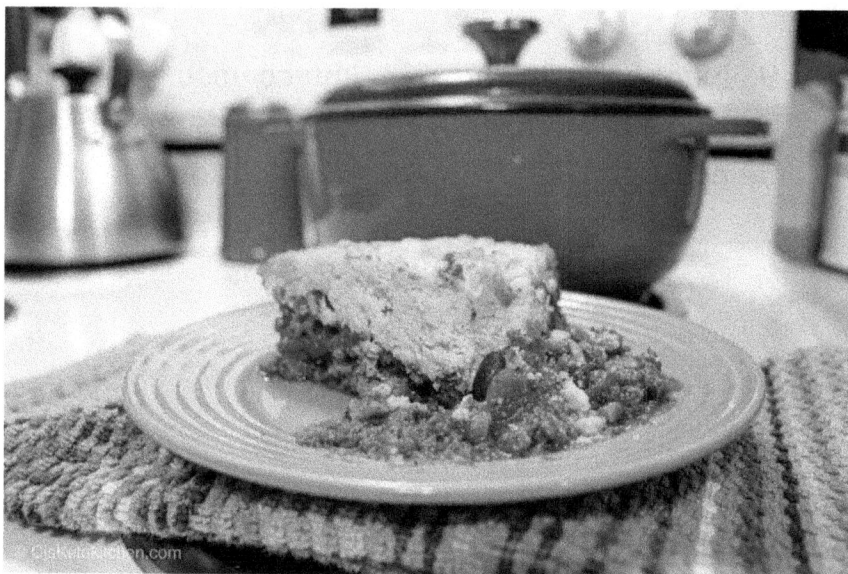

Nguyên liệu

- 1 bảng Thịt bò xay, nạc

- mỗi cái 1 cái Hành tây lớn - xắt nhỏ

- mỗi cái 1 cái Súp cà chua giả

- Muối và ¾ thìa cà phê Tiêu đen

- 1 muỗng canh Bột ớt

- 12 ounces Ngô hạt đông lạnh

- ½ cốc Tiêu xanh - xắt nhỏ

- ¾ cốc Bột ngô

- 1 muỗng canh Đường

- 1 muỗng canh Bột mì đa dụng

- 1½ thìa cà phê Bột nở

- mỗi một thứ cho 2 cái Lòng trắng trứng - đánh đều

- ½ cốc 2% sữa

- 1 muỗng canh Thịt xông khói nhỏ giọt

1. Bánh mì ngô: Kết hợp thịt bò xay và hành tây cắt nhỏ trong chảo.

2. Màu nâu tốt. Thêm súp cà chua, nước, hạt tiêu, bột ớt, ngô và ớt xanh xắt nhỏ. Trộn đều và đun nhỏ lửa trong 15 phút. Biến thành một món thịt hầm được bôi mỡ. Phủ bánh ngô (bên dưới) lên trên và nướng trong lò vừa phải (350~F) trong 20 phút.

3. Phần phủ bánh mì ngô: Trộn đều bột ngô, đường, bột mì và bột nở. Thêm trứng đánh đều, sữa và thịt xông khói. Bật hỗn hợp thịt bò.

34. Bánh souffle sô cô la

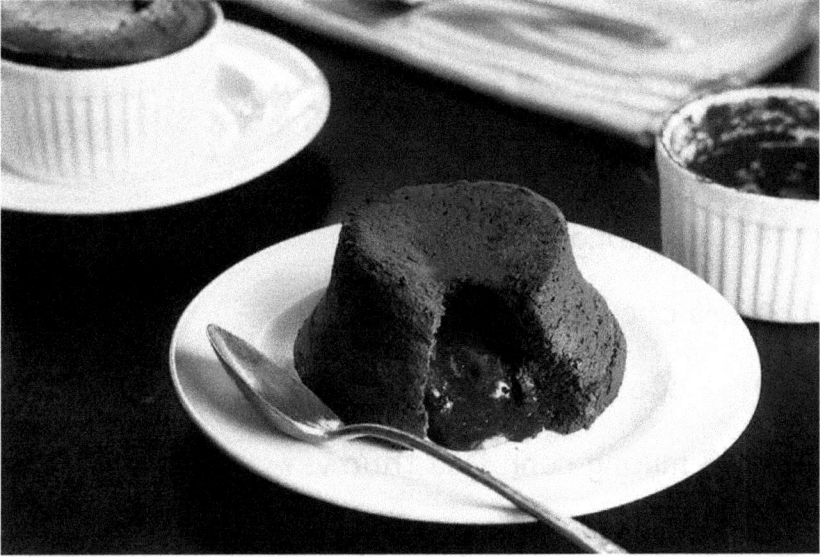

Năng suất: 8 phần ăn

Nguyên liệu

- Dầu thực vật chống dính

- Xịt nước

- 14 muỗng canh Đường

- ⅔ cốc Quả óc chó - nướng

- ½ cốc Bột ca cao không đường

- 3 muỗng canh Dầu thực vật

- 8 lớn Lòng trắng trứng

- 1 nhúm Muối

- Đường mịn

1. Trải chảo và giấy bằng bình xịt dầu thực vật. Rắc chảo với 2 thìa đường. Xay nhuyễn các loại hạt với 2 thìa đường trong máy xay. Chuyển hỗn hợp hạt vào tô lớn. Trộn 10 thìa đường và ca cao, sau đó cho dầu vào.

2. Dùng máy trộn điện, đánh lòng trắng trứng và muối trong tô lớn cho đến khi tạo thành

chóp mềm. Gấp lòng trắng vào hỗn hợp ca cao làm 3 lần thêm.

3. Múc bột vào chảo đã chuẩn bị sẵn; đỉnh mịn.

4. Nướng cho đến khi bánh phồng và que thử đưa vào giữa có kèm theo vụn bánh ẩm, khoảng 30 phút.

35. Bánh gà tây của Shepherd

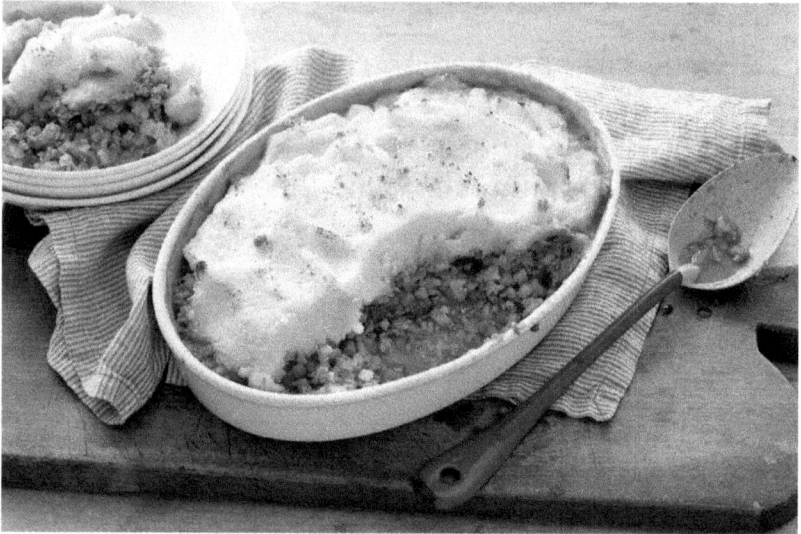

Năng suất: 6 phần ăn

Nguyên liệu

- 2 Hành tây, thái lát

- 2 muỗng canh Dầu thực vật

- 4 cốc Thổ Nhĩ Kỳ / thịt gà, nấu chín, xắt nhỏ

- $\frac{1}{4}$ cốc Bột mì

- 2 tách Nước luộc gà hoặc nước dùng

- 2 tách Cà rốt; thái lát, hấp

- 2 tách Cà chua/đóng hộp, gọt vỏ, thái hạt lựu

- $\frac{1}{2}$ muỗng cà phê Húng tây phơi khô

- $\frac{1}{2}$ muỗng cà phê Hương Thảo khô

- 6 Những quả khoai tây; nấu chín, nghiền

1. Trong một cái chảo lớn, xào hành tây trong dầu trong 5 phút. Thêm gà tây (hoặc thịt gà). Rắc bột vào, khuấy đều. Thêm nước luộc gà, cà rốt, cà chua, húng tây và hương thảo.

2. Nấu trên lửa vừa cho đến khi đặc lại. Đổ vào nồi 3 lít đã được bôi dầu nhẹ. Trải khoai tây lên trên. Nướng trong lò 375 F trong 20 đến 30 phút hoặc cho đến khi chín vàng.

36. Kem cacao mịn

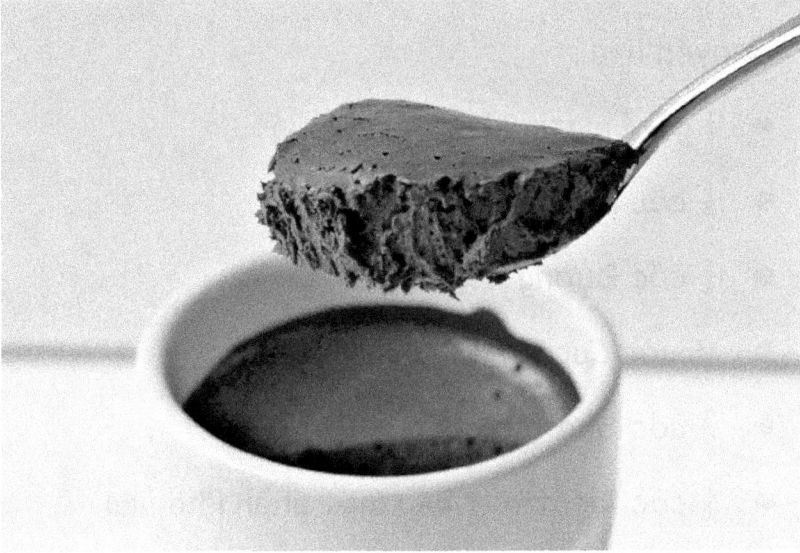

Năng suất: 8 phần ăn

Nguyên liệu

- 1 gói Gelatin không hương vị

- ¼ cốc Nước lạnh

- ½ cốc Đường

- ⅓ cốc Cacao HERSHEY'S

- ¾ cốc Sữa tách béo

- ½ cốc Ricotta ít béo một phần Phô mai

- 1 muỗng cà phê Tinh dầu vanilla

- ½ cốc không có sữa Toppin g đánh bông

- Những trái dâu tây tươi

1. Trong tô nhỏ, rắc gelatin lên trên mặt nước; điều kiện ánh sáng 2 phút để làm mềm. Trong chảo vừa, khuấy đều đường và ca cao; khuấy trong sữa. Nấu trên lửa vừa, khuấy liên tục cho đến khi hỗn hợp rất nóng. Thêm hỗn hợp gelatin; khuấy cho đến khi gelatin tan hoàn toàn; đổ hỗn hợp vào tô vừa.

2. Trong máy xay sinh tố hoặc tô máy chế biến thực phẩm, trộn phô mai ricotta và vani cho đến khi mịn; khuấy đều vào phần trên cùng.

3. Dần dần gấp vào hỗn hợp ca cao; đổ ngay vào khuôn 2 cốc. Để trong tủ lạnh cho đến khi cứng lại, khoảng 2-3 giờ. Tháo khuôn ra đĩa phục vụ. Ăn kèm dâu tây nếu muốn.

37. Khoai lang và táo

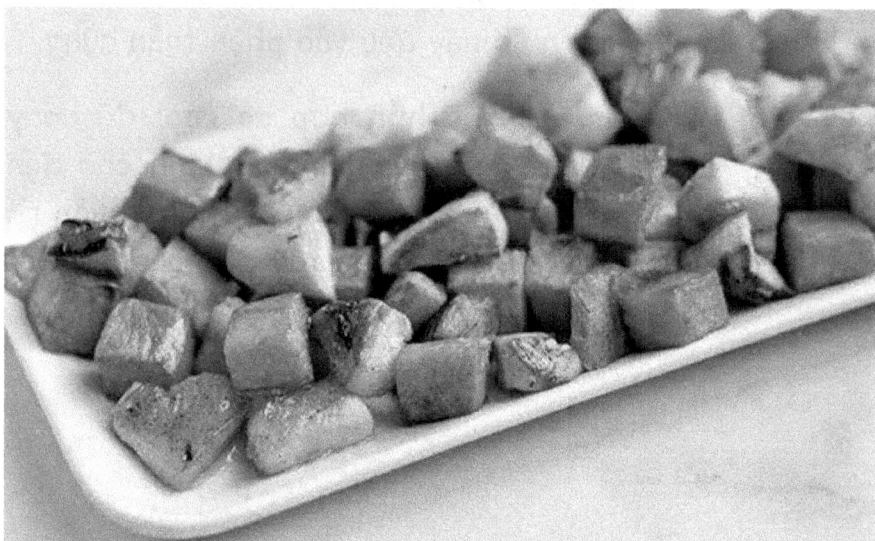

Năng suất: 4 phần ăn

Nguyên liệu

- 12 ounces Khoai lang nấu chín,
- Gọt vỏ - thái lát theo chiều dọc
- Thành từng lát mỏng
- 2 cái nhỏ Táo ngọt, gọt vỏ, cắt đôi
- Cắt thành mỏng
- Lát
- $\frac{1}{4}$ cốc Nước cam đông lạnh
- Tập trung - rã đông
- $\frac{1}{4}$ cốc Nước
- 6 thìa cà phê Đường
- $\frac{1}{8}$ thìa cà phê Gừng xay
- $\frac{1}{4}$ thìa cà phê quế xay
- $\frac{1}{8}$ thìa cà phê hạt nhục đậu khấu
- 1 muỗng canh Thêm
- 1 muỗng cà phê Bơ thực vật

1. Làm nóng lò ở nhiệt độ 350. Xếp xen kẽ các lát khoai lang và táo vào khay nướng đã được xịt dung dịch chống dính nấu ăn.

2. Kết hợp nước cam, nước, đường và gia vị. Đổ hỗn hợp đều lên khoai tây và táo. Chấm với bơ thực vật và nướng không đậy nắp trong 1 giờ.

38. **Hỗn hợp làm bánh, ít natri**

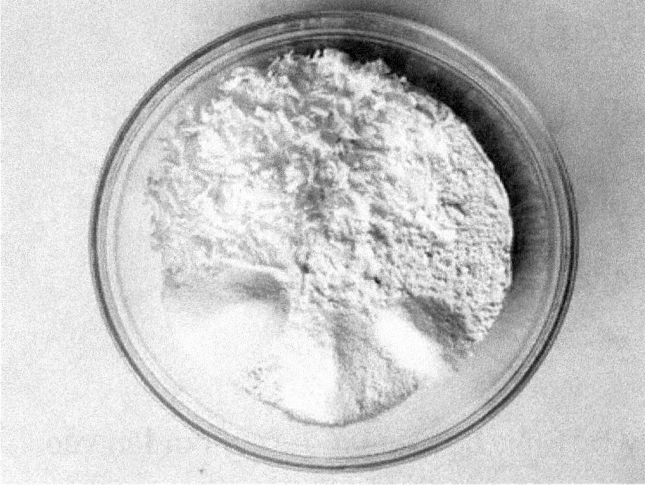

Năng suất: 12 phần ăn

Nguyên liệu

- 9 cốc bột mì
- $\frac{1}{4}$ cốc đường
- $\frac{1}{2}$ chén bột nở ít natri
- $1\frac{1}{4}$ chén dầu thực vật

Hướng:

a) Rây bột mì, bột nở và đường hai lần vào tô lớn.

b) Thêm dầu từ từ, sử dụng máy xay bánh ngọt, cho đến khi hỗn hợp có kết cấu như bột ngô thô. Bảo quản trong hộp đậy kín ở nhiệt độ phòng hoặc trong tủ lạnh.

c) Hỗn hợp sẽ giữ được hai tháng ở nhiệt độ phòng, lâu hơn trong tủ lạnh.

d) Đổ nhẹ hỗn hợp vào cốc và san bằng dao hoặc thìa.

MÓN ĂN CHÍNH

39. Súp gà ít natri

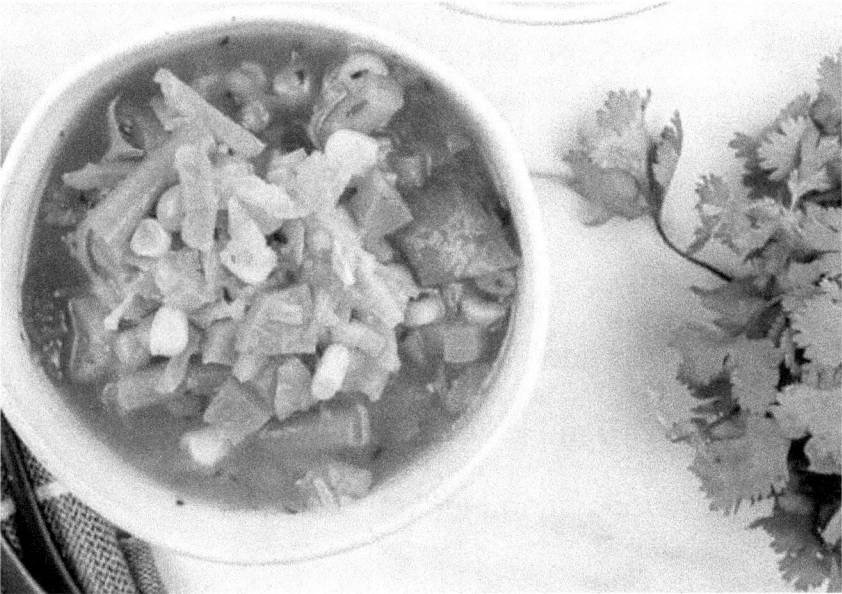

Năng suất: 8 phần ăn

Nguyên liệu

- 3 bảng Gà rán

- ½ cốc Sherry khô

- ½ cốc Hành lá xắt nhỏ

- 2 tách Cà chua xắt nhỏ

- 1 cái ly Hạt ngô

- ½ cốc Khoai lang thái hạt lựu

- ½ cốc Đậu Hà Lan đã bóc vỏ

- 2 muỗng canh Hẹ tươi băm nhỏ

- 1 muỗng cà phê Húng quế tươi băm nhỏ

- ½ muỗng cà phê Rau thơm tươi băm nhuyễn

- 6 cốc Nước luộc gà khử béo

1. Trong nồi kho lớn hoặc nồi kiểu Hà Lan ở lửa vừa cao, áp chảo miếng gà trong rượu sherry bằng cách xào nhanh cả hai mặt cho đến khi chín vàng (khoảng 10 phút). Lấy ra khỏi nồi và đặt sang một bên.

2. Thêm hành lá, cà chua, ngô và khoai lang vào xào trong 5 phút với nước nấu còn lại trong nồi

kho. Nếu nồi bị khô, hãy thêm một lượng nhỏ nước.

3. Thêm đậu Hà Lan, hẹ, húng quế, ngải giấm và ớt vào nấu 5 phút. Thêm nước kho, nước và miếng thịt gà. Đun sôi, sau đó giảm nhiệt xuống mức trung bình, đậy nắp nồi và nấu trong 45 phút.

40. Ức gà nướng áp chảo

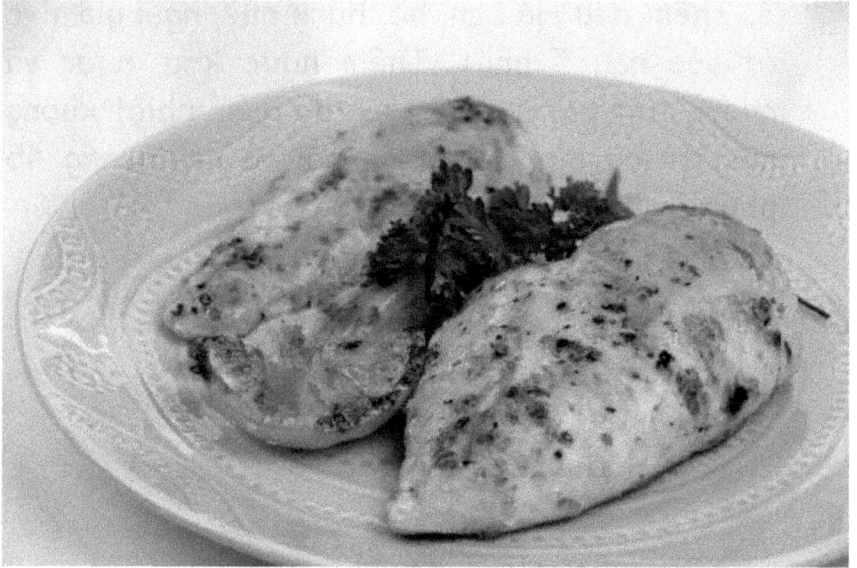

PHỤC VỤ 4

- 1 con gà nguyên con (4 pound)
- 2 quả chanh, cắt làm đôi
- 6 tép tỏi lớn
- 1 muỗng canh bơ không muối r
- 4 muỗng canh mù tạt Dijon
- 1 muỗng canh húng tây tươi băm nhỏ
- ½ muỗng cà phê hạt tiêu mới xay
- ¾ chén nước luộc gà ít natri
- ½ chén rượu trắng khô
- 3 muỗng canh kem chua ít béo
- 1 muỗng canh hẹ tươi thái nhỏ

1. Đặt gà vào chảo lớn an toàn với lò nướng, chẳng hạn như chảo gang. Đặt chanh và tỏi vào trong bụng gà. Chà bơ bên dưới da ngực. Phủ bên ngoài con gà với 2 muỗng canh mù tạt. Rắc gà với húng tây và hạt tiêu.

2. Nướng gà trong lò khoảng 50 đến 60 phút ,

3. Đặt chảo lên bếp trên lửa vừa cao. Dùng cạnh dao đập nát các tép tỏi và cho chúng vào chảo. Thêm nước dùng và rượu vào rồi nấu, khuấy đều và cạo hết những phần màu nâu trong 3 phút.

4. Khuấy kem chua và đun sôi trong khoảng 1 phút cho đến khi hơi đặc lại. Khuấy 2 muỗng canh mù tạt còn lại và hẹ.

41. Gà om sốt cà chua

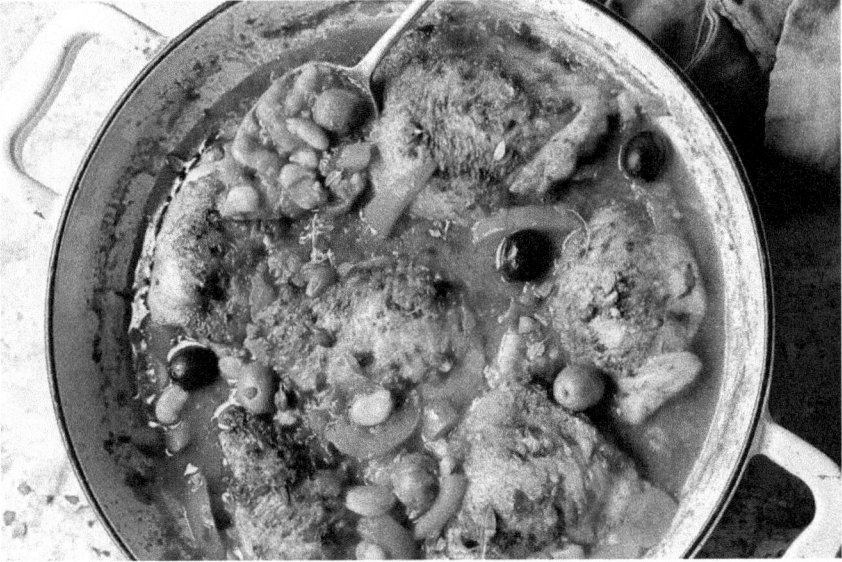

PHỤC VỤ 6

- 2 muỗng canh dầu ô liu
- 6 đùi gà không da
- ½ muỗng cà phê hạt tiêu mới xay
- 1 củ hành vừa, thái hạt lựu
- 3 tép tỏi, băm nhỏ
- ¼ chén rượu trắng khô
- 2 chén nước luộc gà ít natri
- 2 muỗng canh nụ bạch hoa, để ráo nước
- ¼ chén ô liu xanh đã thái hạt lựu
- 1 muỗng canh oregano tươi xắt nhỏ
- 1 lon cà chua thái hạt lựu không muối, kèm nước ép
- 2 muỗng canh rau mùi tây lá phẳng tươi xắt nhỏ

1. Đun nóng dầu trong chảo lớn trên lửa vừa cao. Rắc hạt tiêu lên gà, cho vào chảo và nấu, đảo một lần cho đến khi chín vàng cả hai mặt, tổng cộng khoảng 4 phút (nấu gà theo từng mẻ nếu cần để tránh để chảo quá đông). Chuyển gà vào đĩa.

2. Giảm nhiệt xuống mức trung bình. Cho hành và tỏi vào chảo rồi nấu, khuấy thường xuyên cho đến khi hành mềm, khoảng 4 phút.

3. Cho rượu vào và đun nhỏ lửa, khuấy đều và cạo hết những vết nâu còn sót lại dưới đáy chảo trong khoảng 3 phút cho đến khi chất lỏng giảm đi khoảng một nửa. Thêm nước dùng, nụ bạch hoa, ô liu, lá oregano và cà chua cùng với nước ép của chúng.

4. Giảm nhiệt xuống mức vừa phải, cho đùi gà vào chảo và rưới nước sốt lên. Đun nhỏ lửa, không đậy nắp trong khoảng 20 phút cho đến khi gà chín hoàn toàn.

5. Dùng thìa rưới nước sốt lên gà, trang trí với rau mùi tây.

42. Món gà xào chay kiểu Trung Quốc

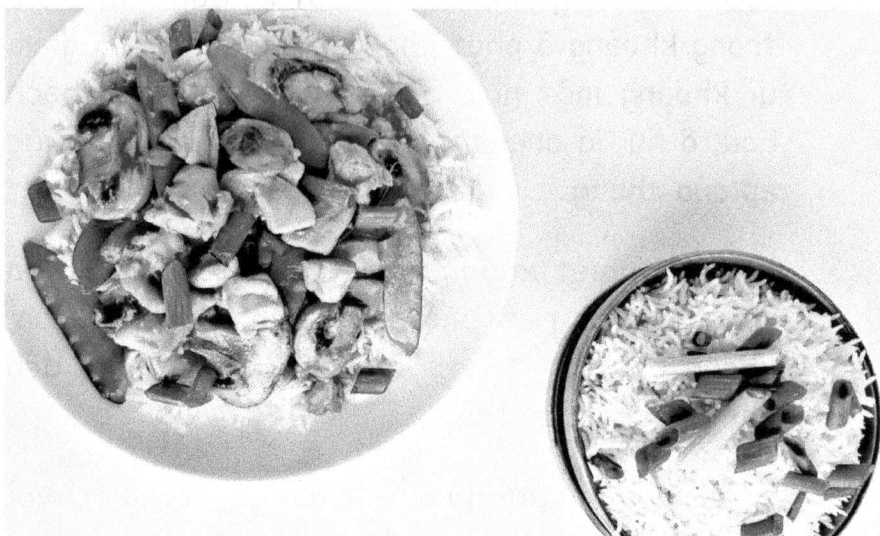

PHỤC VỤ 6

- 3 muỗng canh rượu nấu ăn Trung Quốc
- 4 muỗng canh nước tương ít natri
- 1 muỗng canh bột bắp
- 1 pound ức gà không da, không xương
- 5 thìa nước
- 2 thìa mật ong
- 2 muỗng canh giấm gạo chưa nêm
- 2 tép tỏi, băm nhỏ
- 1 muỗng canh gừng tươi bóc vỏ băm nhỏ
- 1 muỗng canh dầu thực vật
- 2 chén bông cải xanh, thái nhỏ
- 1 củ hành vừa, thái hạt lựu
- 2 củ cà rốt vừa, gọt vỏ và thái hạt lựu
- 5 chén bắp cải xanh, thái nhỏ
- 2 chén đậu tuyết

- 3 củ hành xanh, thái lát mỏng để trang trí

1. Trong một tô vừa, trộn rượu, 2 thìa nước tương và bột bắp để làm nước xốt. Thêm thịt gà và khuấy đều.

2. Trong một bát nhỏ, trộn 2 thìa nước tương còn lại, 3 thìa nước, mật ong, giấm, tỏi và gừng.

3. Đun nóng dầu trong chảo chống dính lớn hoặc chiên trên lửa vừa cao. Thêm bông cải xanh, hành tây, cà rốt và 2 thìa nước còn lại. Thêm bắp cải và đậu tuyết vào nấu thêm 2 phút nữa.

4. Cho gà vào chảo cùng với nước xốt và nấu, thỉnh thoảng khuấy đều cho đến khi chín, khoảng 3 phút.

5. Thêm hỗn hợp nước sốt và cho rau vào chảo

43. Gà nướng bơ sữa

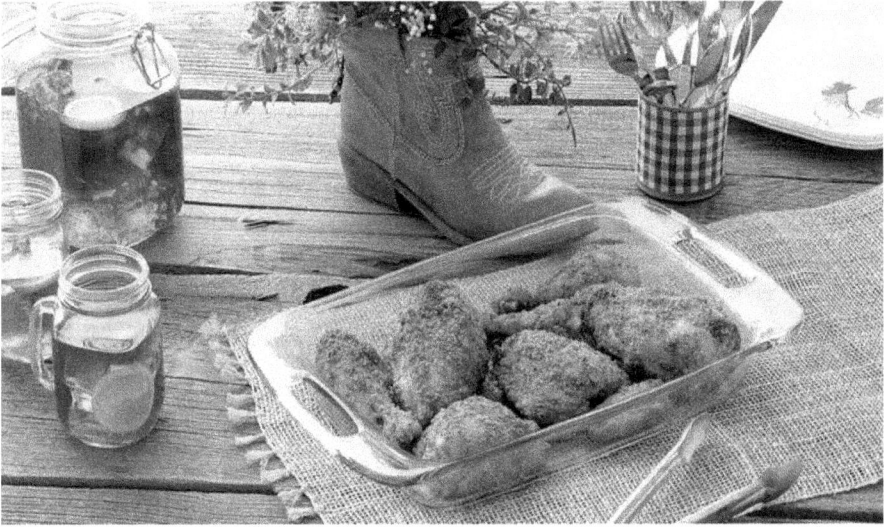

- ⅔ cốc sữa bơ ít béo
- 1 thìa cà phê ớt bột
- ½ thìa cà phê ớt cayenne
- ½ thìa cà phê bột tỏi
- ½ thìa cà phê bột hành
- ½ muỗng cà phê hạt tiêu mới xay
- 1 con gà nguyên con (3,5 pound), cắt thành 8 miếng (ức, đùi, chân và cánh)
- ½ chén bột mì đa dụng
- 4 chén bánh ngô, nghiền nát

1. Trong một tô lớn, trộn bơ sữa, ớt bột, ớt cayenne, bột tỏi, bột hành và hạt tiêu. Thêm thịt gà và chuyển sang áo khoác. Đậy nắp và để gà trong tủ lạnh ít nhất 1 giờ, tốt nhất là qua đêm.

2. Làm nóng lò ở nhiệt độ 425°F.

3. Đặt giá lưới lên khay nướng lớn.

4. Cho bột mì và bột ngô nghiền vào các bát nông riêng biệt.

5. Lấy gà ra khỏi hỗn hợp bơ sữa, để phần nước thừa chảy trở lại tô. Nhúng gà vào bột. Nhúng gà đã tẩm bột trở lại vào hỗn hợp bơ sữa rồi cho vào bánh bột ngô, lăn bột để bột phủ đều gà.

6. Đặt gà lên giá lưới và nướng trong lò cho đến khi chín vàng đẹp mắt, khoảng 30 phút. Ăn nóng.

44. Bánh mì kẹp thịt Thổ Nhĩ Kỳ Hy Lạp với Feta

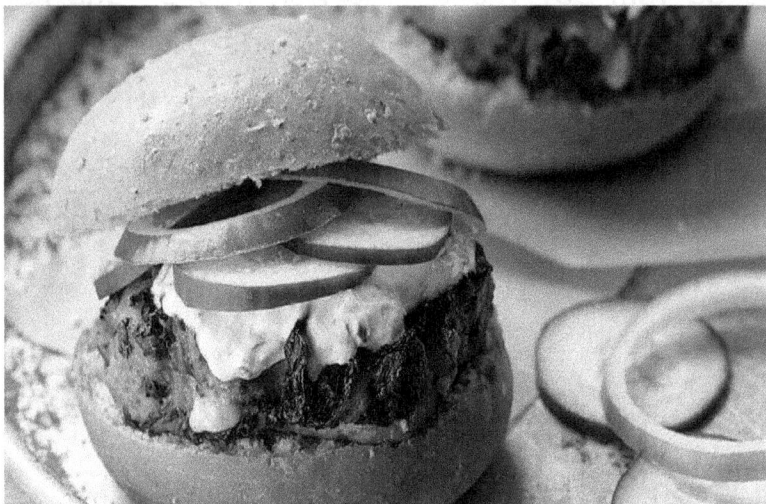

PHỤC VỤ 4

- 1¼ pound gà tây nạc
- 1 quả trứng, đánh bông
- ½ củ hành đỏ vừa, băm nhỏ, cộng thêm 4 lát hành đỏ mỏng để ăn
- 2 muỗng canh mùi tây tươi xắt nhỏ
- 2 muỗng canh ô liu kalamata băm
- 2 thìa cà phê oregano tươi xắt nhỏ
- 1 tép tỏi, băm nhỏ
- ½ muỗng cà phê hạt tiêu mới xay
- 4 bánh hamburger làm từ lúa mì nguyên hạt, nướng
- 4 nắm lá rau muống non
- 1 quả cà chua lớn, thái lát

1. Trong một tô trộn lớn, trộn gà tây, trứng, hành tây băm, rau mùi tây, ô liu, lá oregano, tỏi và hạt tiêu rồi trộn đều. Nặn hỗn hợp thành 4 miếng có kích thước bằng nhau, dày khoảng ½ inch.

2. Đun nóng món nướng hoặc vỉ nướng ở lửa vừa cao hoặc đun nóng chảo chống dính ở lửa vừa cao. Nướng bánh mì kẹp thịt trong khoảng 4 phút mỗi mặt cho đến khi chín đều và chín vàng ở bên ngoài.

3. Phục vụ bánh mì kẹp thịt bên trong bánh với rau bina, cà chua và một lát hành đỏ. Cung cấp các loại gia vị như sốt mayonnaise, sốt cà chua hoặc mù tạt tùy thích.

45. Thịt gà tây áp chảo

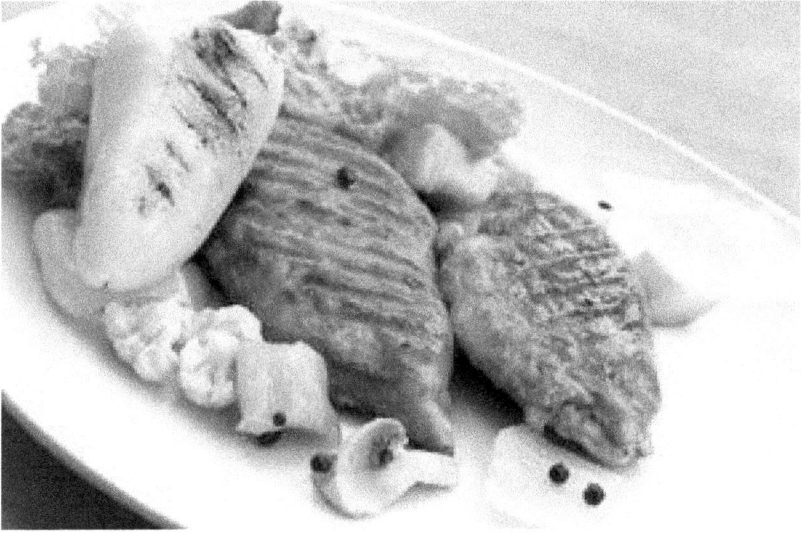

PHỤC VỤ 4

- $\frac{1}{4}$ cốc nước cam tươi
- 2 muỗng canh giấm balsamic
- 1 muỗng canh nước tương ít natri
- 1 thìa mật ong
- 2 muỗng cà phê hương thảo tươi băm nhỏ
- 1 tép tỏi, băm nhỏ
- $\frac{1}{2}$ muỗng cà phê hạt tiêu mới xay
- 1 pound ức gà tây không da, cắt dày khoảng $\frac{1}{2}$ inch
- Bình xịt nấu ăn

1. Trong một bát vừa, trộn nước cam, giấm, nước tương, mật ong, hương thảo, tỏi và hạt tiêu rồi trộn đều.

2. Thêm cốt lết vào tô và chuyển sang lớp phủ. Dễ dàng đứng trong 15 phút.

3. Xịt dung dịch xịt nấu ăn lên chảo chống dính và đun nóng trên lửa vừa. Lấy cốt lết ra khỏi nước xốt, giữ lại nước xốt và nấu, quay một lần, cho đến khi chín vàng cả hai mặt và chín đều, từ 8 đến 10 phút. Chuyển cốt lết vào đĩa và giữ ấm.

4. Thêm nước xốt đã để sẵn vào chảo và đun sôi. Đun nhỏ lửa, khuấy thường xuyên cho đến khi nước sốt chuyển sang dạng sệt, từ 5 đến 7 phút.

5. Phục vụ món cốt lết rưới nước sốt.

46. Thăn lợn nướng

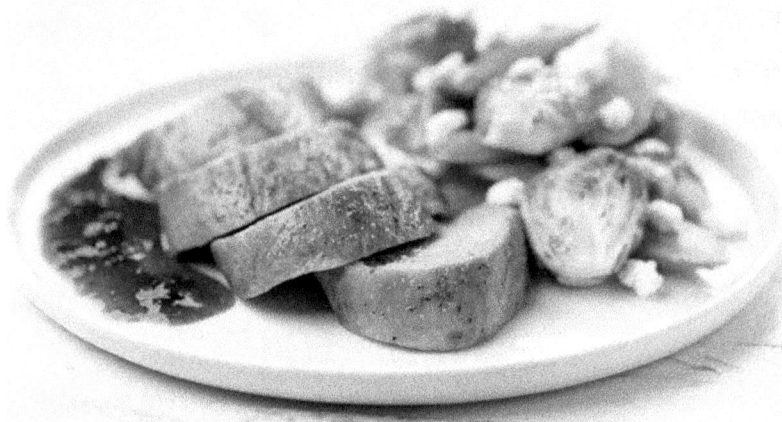

PHỤC VỤ 4

- 1 (1 pound) thăn lợn
- 1 muỗng canh thảo dược Provence
- ½ muỗng cà phê hạt tiêu mới xay
- ⅓ cốc mứt sung
- ⅓ cốc mật ong
- 2 muỗng canh nước tương ít natri
- 1 muỗng canh giấm gạo

1. Nêm thịt thăn với Herbes de Provence và hạt tiêu.

2. Cho mứt, mật ong, nước tương và giấm vào nồi nhỏ trên lửa vừa. Đun sôi rồi tắt bếp.

3. Chuyển một nửa lượng men vào một cái bát nhỏ và đặt sang một bên. Dùng phần men còn lại để ướp thịt cho vào tô hoặc túi nhựa lớn, có thể bịt kín để trong tủ lạnh trong 1 giờ.

4. Làm nóng lò ở nhiệt độ 425°F.

5. Lấy thăn ra khỏi nước xốt, loại bỏ nước xốt và đặt thăn lên giá nướng hoặc trong chảo rang. Nấu trong lò khoảng 15 phút hoặc cho đến khi đạt nhiệt độ bên trong là 145°F trên nhiệt kế đọc ngay.

6. Chuyển thịt sang thớt, lót lỏng bằng giấy bạc và để yên trong 10 phút.

7. Trong khi đó, đun sôi phần men còn lại trong nồi nhỏ trên lửa vừa cao. Giảm nhiệt xuống mức trung bình thấp và đun nhỏ lửa cho đến khi men đặc lại, từ 5 đến 10 phút.

47. Sườn heo sốt tiêu

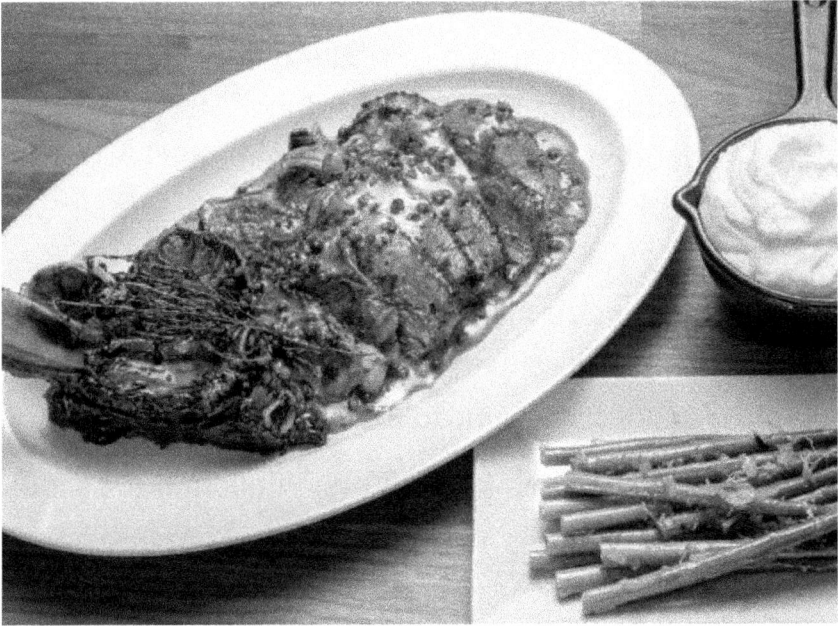

PHỤC VỤ 4

- 4 miếng sườn heo không xương
- ½ muỗng cà phê hạt tiêu mới xay
- 3 muỗng canh bột mì đa dụng
- 2 muỗng canh dầu ô liu nguyên chất
- 1 củ hẹ vừa, băm nhỏ
- 1 tép tỏi, đập dập
- ½ cốc rượu mạnh
- ¼ cốc kem chua ít béo
- 2 muỗng canh nước luộc gà ít natri
- 2 muỗng canh hạt tiêu xanh ngâm nước muối

1. Rắc hạt tiêu lên hai mặt sườn heo rồi lăn qua bột mì.

2. Đun nóng dầu trong chảo lớn trên lửa vừa cao. Thêm sườn heo vào và nấu, quay một lần cho đến khi chúng chín vàng và chín đều, khoảng 3 phút mỗi mặt (bạn có thể phải nấu sườn thành 2 mẻ để tránh làm đông chảo). Đặt sườn đã nấu chín lên đĩa và lót lỏng bằng giấy nhôm.

3. Giảm nhiệt xuống mức vừa phải, cho hành tím và tỏi vào chảo rồi nấu, khuấy thường xuyên cho đến khi hành tím mềm, khoảng 3 phút.

4. Thêm rượu mạnh vào chảo và nấu, khuấy thường xuyên trong 2 phút cho đến khi hầu hết rượu mạnh bay hơi.

5. Cho kem chua, nước dùng và hạt tiêu vào trộn đều. Đun nhỏ lửa, khuấy đều cho đến khi nước sốt đặc lại và hòa quyện.

48. Thịt lợn xào Trung Quốc

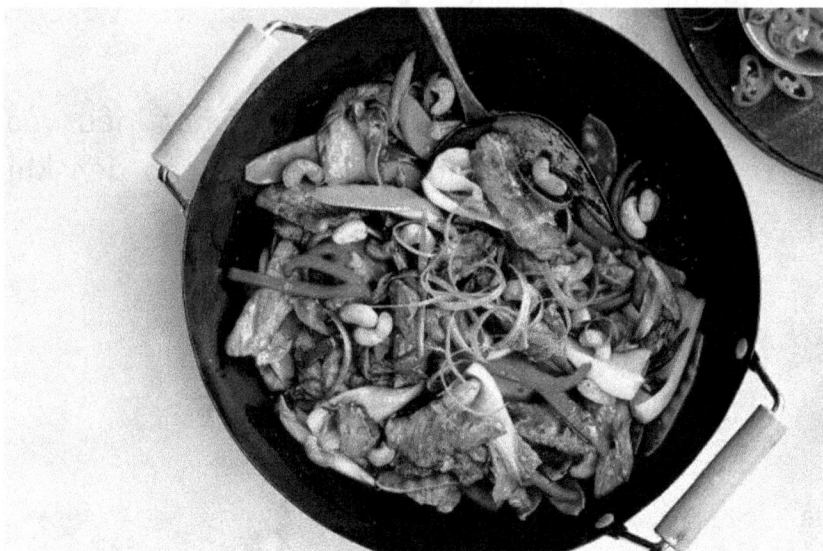

PHỤC VỤ 4

- 2 muỗng cà phê dầu hạt cải
- 1 muỗng cà phê dầu mè châu Á
- 1 miếng thịt thăn lợn (1 pound), cắt thành dải 1 x 2 inch
- 2 tép tỏi, băm nhỏ
- 1 thìa cà phê gừng tươi gọt vỏ băm nhỏ
- 1 thìa cà phê tương ớt
- 1 quả ớt chuông đỏ, bỏ hạt và cắt thành dải
- ¼ chén nước luộc gà ít natri
- 1½ muỗng canh nước tương ít natri
- 1 muỗng canh bơ đậu phộng không thêm muối hoàn toàn tự nhiên
- 4 củ hành xanh, thái lát mỏng

1. Đun nóng dầu trong chảo chống dính lớn trên lửa vừa cao. Thêm thịt lợn, tỏi, gừng và tương ớt vào nấu, khuấy thường xuyên trong khoảng 2 phút.

2. Thêm ớt chuông vào và nấu, khuấy đều cho đến khi ớt bắt đầu mềm, khoảng 2 phút nữa.

3. Cho nước dùng, nước tương và bơ đậu phộng vào đun sôi. Giảm nhiệt xuống thấp và nấu,

khuấy đều cho đến khi nước sốt bắt đầu đặc lại, khoảng 1 phút nữa.

4. Cho hành lá vào và dùng ngay.

49. Huy chương thịt lợn áp chảo

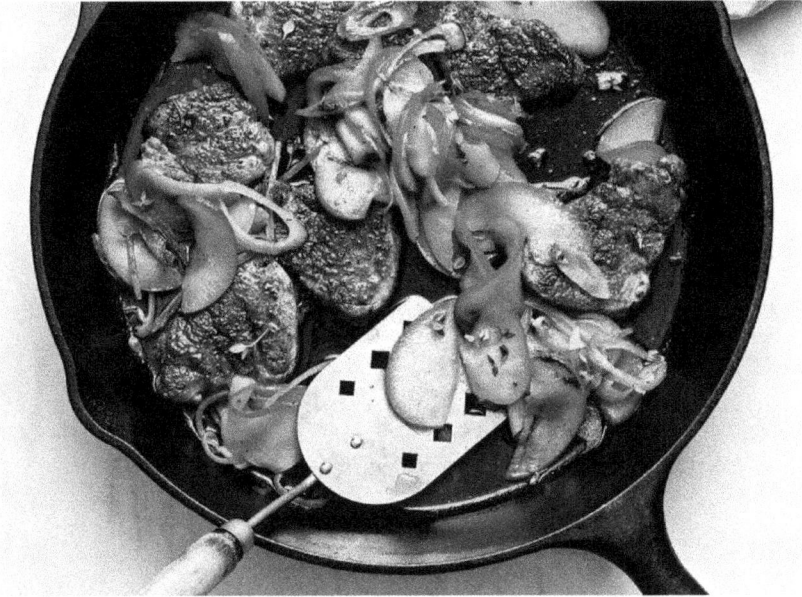

PHỤC VỤ 4

- 2 muỗng canh dầu ô liu
- 4 huy chương thịt lợn cắt trung tâm không xương
- ½ muỗng cà phê hạt tiêu mới xay
- 2 củ hẹ vừa, thái lát
- 2 muỗng canh giấm táo
- 1 muỗng canh bơ không muối
- 1 quả táo vừa
- 2 thìa lá xô thơm tươi thái mỏng
- ½ chén nước luộc gà ít natri
- 1 muỗng canh mù tạt nguyên hạt

1. Đun nóng dầu trong chảo chống dính lớn trên lửa vừa cao. Phủ hạt tiêu lên các miếng thịt lợn trên cả hai mặt.

2. Chiên các miếng huy chương trên chảo nóng, lật một lần cho đến khi chín vàng, mỗi mặt khoảng 4 phút. Chuyển các huy chương vào một cái đĩa và buộc chúng lỏng lẻo bằng giấy nhôm.

3. Giảm lửa vừa, cho hẹ vào chảo, đậy nắp và nấu cho đến khi hẹ mềm, khoảng 5 phút.

4. Thêm giấm và khử men trong chảo, khuấy đều để cạo những phần màu nâu ở đáy. Chuyển hẹ vào một cái bát nhỏ.

5. Tăng nhiệt lên mức trung bình cao và thêm bơ, lát táo và cây xô thơm. Nấu, khuấy thường xuyên cho đến khi táo chuyển sang màu nâu vàng, từ 3 đến 4 phút.

6. Thêm nước dùng và mù tạt vào rồi khuấy đều. Đun nhỏ lửa cho đến khi táo khá mềm, khoảng 2 phút nữa.

7. Cho hẹ tây vào chảo và đun nhỏ lửa cho đến khi nước sốt đặc lại, khoảng 2 phút.

50. Tacos bít tết nướng với Salsa tươi

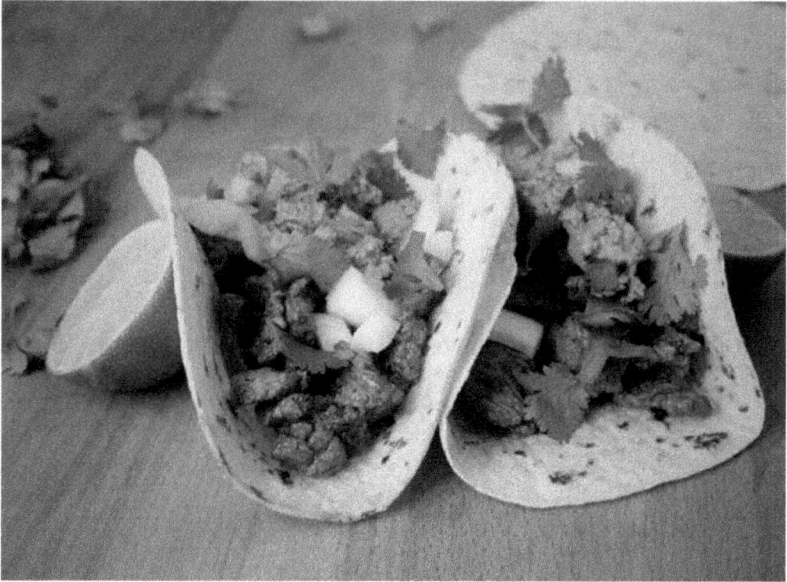

PHỤC VỤ 4

Đối với bít tết:

- 1 thìa ớt bột
- 1 thìa cà phê đường nâu
- 1 thìa cà phê thì là xay
- 1 thìa cà phê lá oregano khô
- $\frac{1}{2}$ muỗng cà phê hạt tiêu mới xay
- $\frac{1}{8}$ muỗng cà phê quế xay
- 1 (1 pound) sườn bít tết, cắt nhỏ
- điệu Salsa
- Bánh taco

1. Làm nóng lò nướng hoặc vỉ nướng ở nhiệt độ trung bình cao.

2. Trong tô, trộn bột ớt, đường, thì là, lá oregano, hạt tiêu và quế. Xoa hỗn hợp gia vị lên miếng bít tết.

3. Nướng bít tết, lật một lần cho đến khi đạt độ chín như mong muốn, khoảng 8 phút mỗi mặt đối với thịt tái vừa.

4. Chuyển miếng bít tết sang thớt, lót nhẹ bằng giấy bạc và để yên trong 10 phút.

Gia vị và nước sốt

51. Sốt cà chua đôi

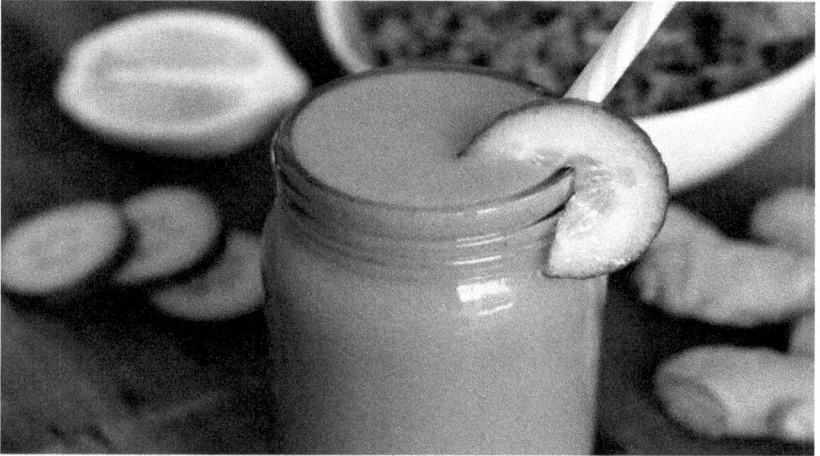

LÀM 2 LY (1 TABLES MỖI PHỤC VỤ)

- 2 (6-ounce) lon bột cà chua
- ⅔ cốc nước
- ¼ chén giấm rượu vang đỏ
- ½ chén đường nâu đậm đóng gói
- ¼ chén cà chua phơi nắng xắt nhỏ
- ½ muỗng cà phê mù tạt khô
- ½ muỗng cà phê quế
- ⅛ thìa cà phê đinh hương xay
- ⅛ muỗng cà phê hạt tiêu
- Một nhúm ớt cayenne

1. Trong một cái chảo đặt trên lửa vừa, trộn tất cả các nguyên liệu với nhau và đun sôi. Nấu, khuấy đều cho đến khi đường tan. Giảm nhiệt xuống thấp và đun nhỏ lửa trong khoảng 15 phút.

2. Lấy hỗn hợp ra khỏi bếp và xay nhuyễn trong máy xay sinh tố hoặc máy chế biến thực phẩm.

3. Để nguội đến nhiệt độ phòng. Đậy nắp và làm lạnh sốt cà chua qua đêm trước khi dùng. Sốt

cà chua có thể được bảo quản trong tủ lạnh tối
đa 3 tuần.

52. Ớt đỏ cay ngọt

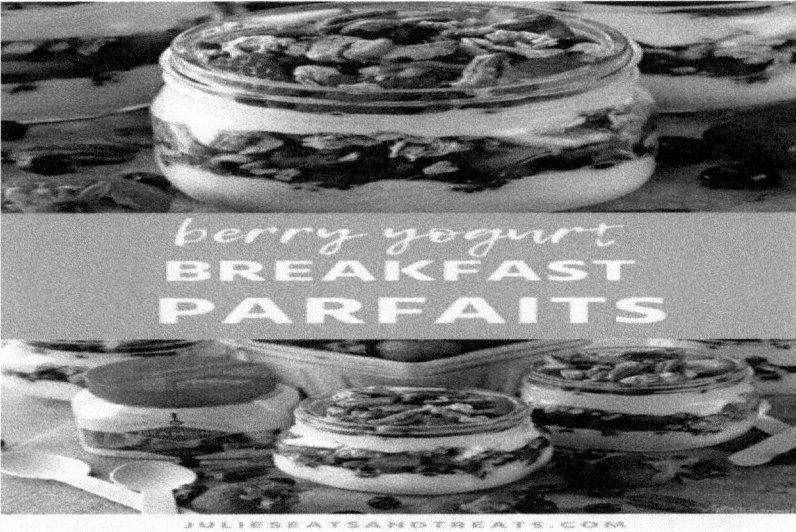

- 2 củ hành vàng lớn, thái nhỏ
- 2 quả ớt chuông đỏ vừa, bỏ hạt và thái nhỏ
- 1 cốc đường
- ½ chén giấm rượu trắng
- ¼ cốc nước
- ½ muỗng cà phê ớt đỏ

1. Trong một cái chảo lớn đặt trên lửa vừa cao, trộn tất cả nguyên liệu và đun sôi. Giảm nhiệt xuống thấp và đun nhỏ lửa, không đậy nắp, trong khoảng 30 phút, khuấy thường xuyên cho đến khi rau rất mềm và hỗn hợp hòa quyện vào nhau.

2. Lấy gia vị ra khỏi bếp và để nguội đến nhiệt độ phòng.

3. Đậy nắp và để gia vị vào tủ lạnh ít nhất 2 giờ trước khi dùng. Bảo quản trong hộp đậy kín trong tủ lạnh tối đa 1 tháng.

53. Nước xốt thịt quay

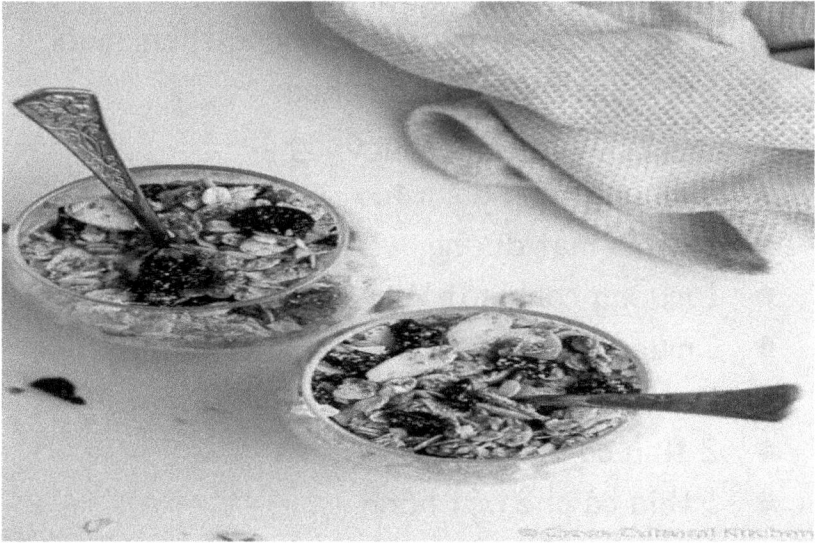

- 1½ cốc nước sốt cà chua không thêm muối
- 1 (6-ounce) lon bột cà chua
- ⅔ cốc đường nâu sẫm đóng gói
- 3 muỗng canh giấm táo
- 1½ thìa mật đường
- 1 muỗng canh sốt Worcestershire
- 1 muỗng canh ớt bột xông khói
- 2 thìa cà phê mù tạt khô
- 2 thìa cà phê ớt bột
- 1 thìa cà phê bột hành
- ½ muỗng cà phê khói lỏng (tùy chọn)
- ½ thìa cà phê bột tỏi
- ¼ thìa cà phê đinh hương xay
- ¼ thìa cà phê ớt cayenne

1. Kết hợp tất cả nguyên liệu vào nồi vừa trên lửa vừa cao. Đun sôi, giảm nhiệt xuống mức vừa phải và đun nhỏ lửa, thỉnh thoảng khuấy trong 20 đến 30 phút cho đến khi nước sốt hơi đặc lại.

2. Dùng nước sốt ngay lập tức hoặc để nguội đến nhiệt độ phòng, chuyển vào hộp đậy kín và để trong tủ lạnh tối đa 1 tháng.

54. Sandwich kem chanh-hẹ tây

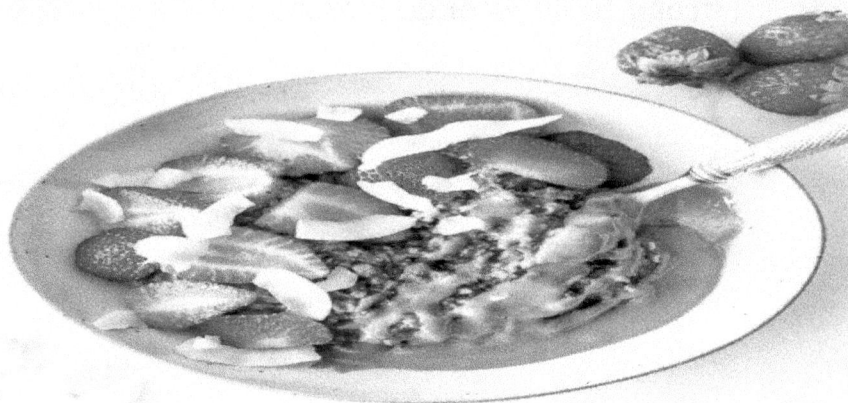

PHỤC VỤ 16

- ½ cốc kem chua không béo
- ¼ cốc sốt mayonnaise ít béo
- 3 thìa hẹ xắt nhỏ
- 1½ muỗng cà phê vỏ chanh
- 2 thìa nước cốt chanh tươi

1. Trong một bát nhỏ, trộn tất cả nguyên liệu lại với nhau cho đến khi hòa quyện.

2. Phục vụ ngay lập tức hoặc đậy nắp và làm lạnh trong tối đa 3 ngày.

55. Pesto húng quế-ngò

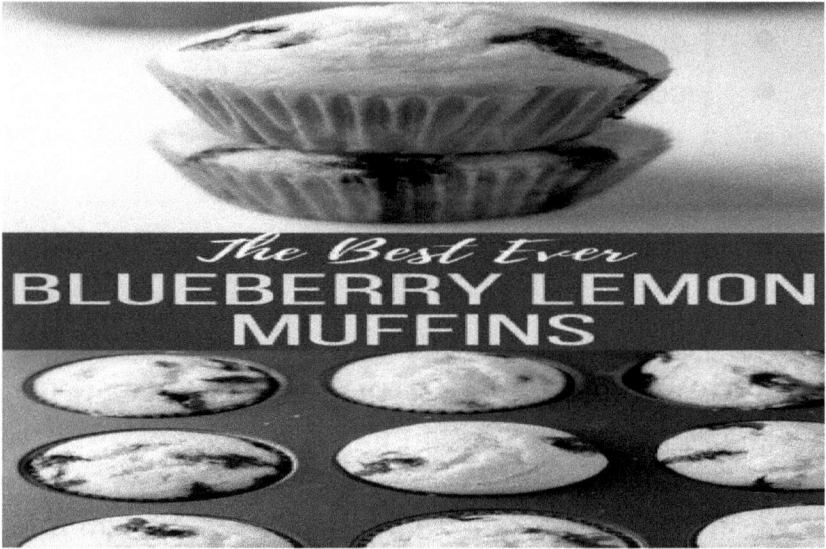

PHỤC VỤ 8

- 2 thìa hạt thông
- 1 chén lá húng quế tươi
- 1 chén lá ngò tươi
- 1 tép tỏi
- ¼ chén nước luộc gà ít natri
- 2 muỗng canh dầu ô liu
- 2 thìa nước cốt chanh tươi
- ¼ chén phô mai Parmesan bào

1. Nướng hạt thông trong chảo trên lửa vừa, khuấy thường xuyên cho đến khi chúng bắt đầu chuyển sang màu vàng và có mùi thơm, khoảng 3 phút.

2. Cho hạt thông, húng quế, ngò và tỏi vào máy xay thực phẩm. Xử lý cho đến khi mịn.

3. Thêm nước dùng, dầu và nước cốt chanh vào rồi chế biến thành hỗn hợp sệt. Thêm phô mai và xung để kết hợp.

4. Dùng ngay hoặc đậy nắp và làm lạnh pesto trong tối đa 3 ngày. Pesto bảo quản tốt nhất

nếu đổ một lớp dầu mỏng lên bề mặt để giữ cho các loại thảo mộc không bị oxy hóa quá nhanh.

56. Sốt mì ống cà chua-húng quế tươi

- 2 ¼ pound cà chua mận
- 2 muỗng canh dầu ô liu
- 6 đến 8 tép tỏi, băm nhỏ
- 2 củ hành vừa, thái hạt lựu
- 2 muỗng canh bột cà chua
- ¼ cốc rượu vang đỏ
- 1 muỗng canh giấm rượu vang đỏ
- ½ chén húng quế tươi cắt nhỏ

1. Đặt một nồi lớn chứa đầy nước lên bếp và đun sôi ở lửa lớn. Đổ đầy nước đá vào tô trộn lớn.

2. Trong khi đó, dùng dao nhọn đánh dấu X vào đáy mỗi quả cà chua. Chần cà chua trong nước sôi khoảng 1 phút. Bạn có thể phải làm theo từng mẻ, dùng thìa có rãnh để loại bỏ cà chua đã chần.

3. Chuyển cà chua từ nước sôi sang tô nước đá để ngừng nấu.

4. Đun nóng dầu trong nồi lớn, nặng trên lửa vừa. Thêm tỏi và hành tây vào nấu, thỉnh thoảng khuấy cho đến khi hành mềm, khoảng 5 phút.

5. Khuấy bột cà chua và nấu trong khoảng 2 phút . Thêm rượu và giấm vào rồi nấu, khuấy đều thêm 2 phút nữa.

6. Thêm cà chua và nước ép của chúng vào đun nhỏ lửa, thỉnh thoảng khuấy trong khoảng 20 phút.

7. Khuấy húng quế, nêm hạt tiêu và xay nhuyễn bằng máy xay ngâm hoặc chuyển sang máy xay theo mẻ.

57. Sốt Bologna

PHỤC VỤ 4

- 2 muỗng canh dầu ô liu
- 2 củ hành vàng nhỏ, thái nhỏ
- 2 củ cà rốt vừa, thái hạt lựu nhỏ
- 2 cọng cần tây, thái hạt lựu nhỏ
- 1 ½ pound thịt bò nạc xay
- 1½ chén rượu vang đỏ
- 1 cốc sữa ít béo
- 3 lon (14-ounce) cà chua thái hạt lựu không thêm muối, kèm nước ép
- ¼ thìa cà phê hạt nhục đậu khấu

1. Trong một chiếc nồi lớn và nặng, đun nóng dầu ở lửa vừa cao. Thêm hành tây, cà rốt và cần tây vào nấu, thỉnh thoảng khuấy trong khoảng 10 phút cho đến khi rau mềm.

2. Cho thịt vào nấu, dùng thìa gỗ khuấy và bẻ thịt cho đến khi thịt chín vàng hoàn toàn, khoảng 5 phút.

3. Cho rượu vào và nấu, thỉnh thoảng khuấy trong 20 đến 25 phút cho đến khi phần lớn chất lỏng bay hơi hết.

4. Cho sữa vào và tiếp tục nấu, thỉnh thoảng khuấy thêm 15 phút nữa cho đến khi lượng sữa gần cạn.

5. Thêm cà chua cùng với nước ép và hạt nhục đậu khấu vào đun sôi. Giảm nhiệt xuống mức trung bình thấp và đun nhỏ lửa, không đậy nắp, trong 3 đến 4 giờ. Nước sốt đã sẵn sàng khi nó đặc lại và hầu hết chất lỏng đã bay hơi.

6. Dùng ngay hoặc bảo quản nước sốt trong hộp đậy kín để trong tủ lạnh tối đa 3 ngày hoặc trong tủ đông tối đa 3 tháng.

58. sốt đậu phộng

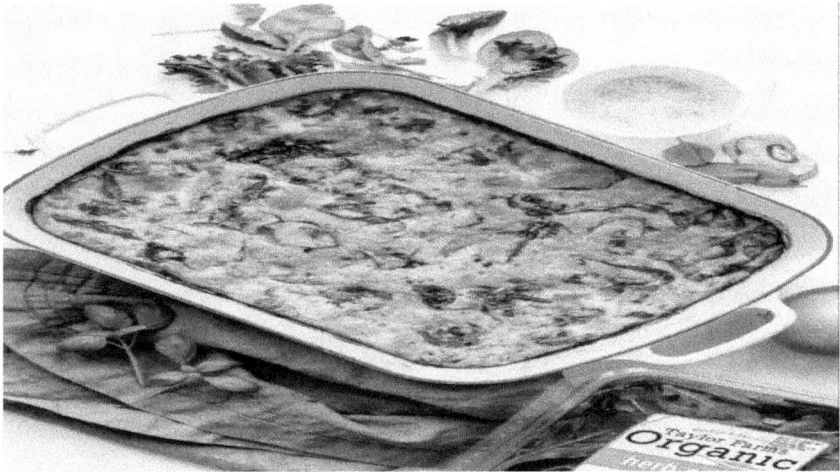

PHỤC VỤ 8

- 1 miếng gừng tươi (1 inch), gọt vỏ và thái nhỏ
- 1 tép tỏi, băm nhỏ
- ⅔ cốc bơ đậu phộng không muối
- 3 muỗng canh nước tương ít natri
- 3 muỗng canh giấm gạo chưa nêm
- 2 muỗng canh đường nâu đóng gói
- 2 muỗng cà phê dầu mè nướng
- ¼ muỗng cà phê ớt cayenne, hoặc nhiều hơn, nếu muốn
- 2 đến 3 muỗng canh nước, nếu cần

1. Cho gừng và tỏi vào máy xay thực phẩm và xay nhuyễn.

2. Thêm bơ đậu phộng, nước tương, giấm, đường, dầu và ớt cayenne vào rồi xay cho đến khi mịn và hòa quyện. Hương vị và nêm thêm ớt cayenne, nếu muốn.

3. Thêm nước, mỗi lần 1 muỗng canh, cho đến khi đạt độ đặc mong muốn.

4. Dùng ngay hoặc bảo quản nước sốt trong hộp đậy kín để trong tủ lạnh tối đa 1 tuần.

59. Salsa Verde tươi và Zingy

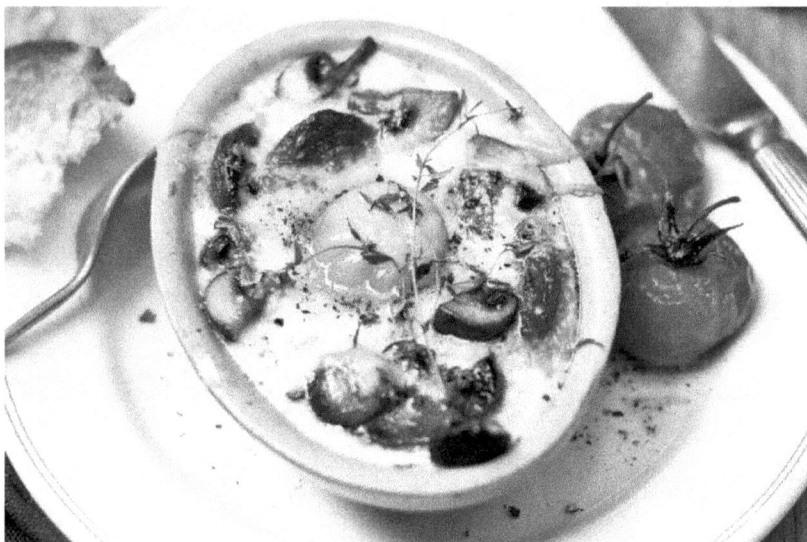

PHỤC VỤ 4

- 2 (12-ounce) lon cà chua, để ráo nước
- 1 củ hành vàng nhỏ, cắt tư
- $\frac{1}{2}$ chén ngò tươi
- 1 hoặc 2 quả jalapeños
- Nước ép 1 quả chanh
- 1 tép tỏi
- $\frac{1}{4}$ thìa cà phê đường
- 1 quả bơ vừa, bỏ hạt, gọt vỏ và thái hạt lựu

1. Cho cà chua, hành tây, ngò, ớt jalapeños, nước cốt chanh, tỏi và đường vào máy xay thực phẩm rồi xay nhuyễn.

2. Chuyển hỗn hợp vào tô và cho bơ vào khuấy đều.

3. Dùng ngay hoặc đậy nắp và để salsa trong tủ lạnh tối đa 3 ngày.

60. Tỏi nướng và lá hương thảo

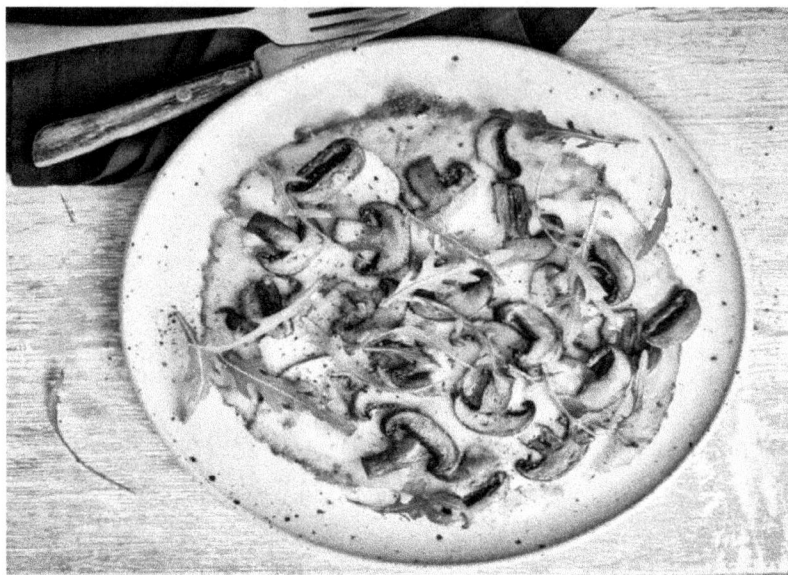

PHỤC VỤ 6

- 1 đầu tỏi
- 3 muỗng canh dầu ô liu
- 1 muỗng canh hương thảo tươi băm nhỏ
- $\frac{1}{4}$ thìa cà phê hạt tiêu mới xay
- 3 thìa nước cốt chanh tươi

1. Làm nóng lò ở nhiệt độ 400°F.

2. Cắt $\frac{1}{2}$ inch phần trên của tỏi để phần ngọn của tép lộ ra ngoài. Đặt tỏi lên một tờ giấy nhôm hình vuông và rưới 1 thìa dầu lên trên. Bọc tỏi trong giấy bạc, chừa một chút khoảng trống bên trong để không khí lưu thông.

3. Nướng tỏi trong lò khoảng 50 đến 60 phút cho đến khi tép tỏi mềm và có màu nâu. Lấy tỏi ra khỏi lò và để nguội.

4. Sau khi tỏi đủ nguội để cầm, hãy bóp các tép ra khỏi vỏ và đặt chúng vào một cái bát nhỏ.

5. Thêm hương thảo và hạt tiêu rồi dùng nĩa nghiền thành hỗn hợp sệt. Cho nước cốt chanh và 2 thìa dầu còn lại vào trộn đều.

61. Cá bơn nướng với Salsa xoài

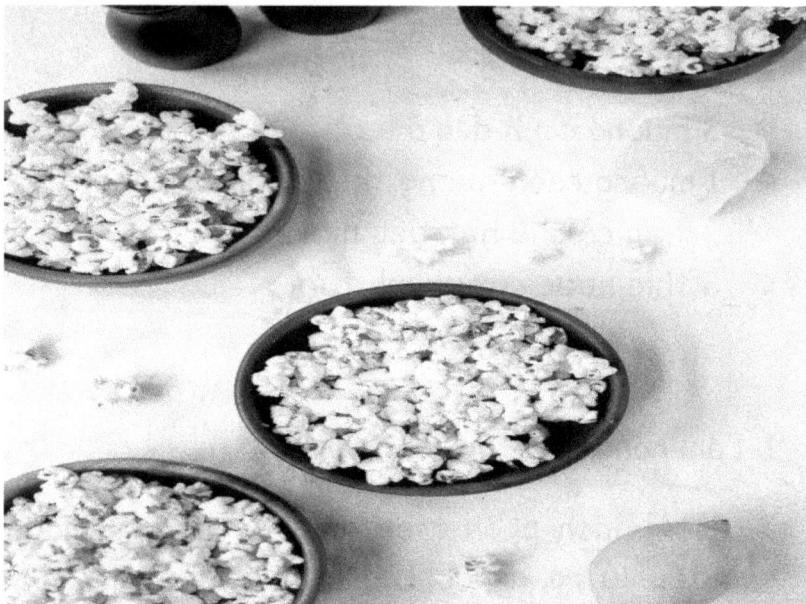

PHỤC VỤ 4

Cho món rau trộn:

- 2 quả xoài vừa, bỏ hạt, gọt vỏ và thái hạt lựu
- 1 quả ớt chuông đỏ vừa, bỏ hạt và thái hạt lựu
- 2 củ hành xanh, thái lát mỏng
- 2 quả jalapeños, bỏ hạt và thái hạt lựu
- 1 tép tỏi, băm nhỏ
- Nước cốt của 2 quả chanh
- 1 muỗng canh oregano tươi xắt nhỏ

Để làm món salsa:

1. Trong một bát trộn vừa, kết hợp tất cả các thành phần.

2. Khuấy đều.

62. Cá hồi nướng với ngò Pesto

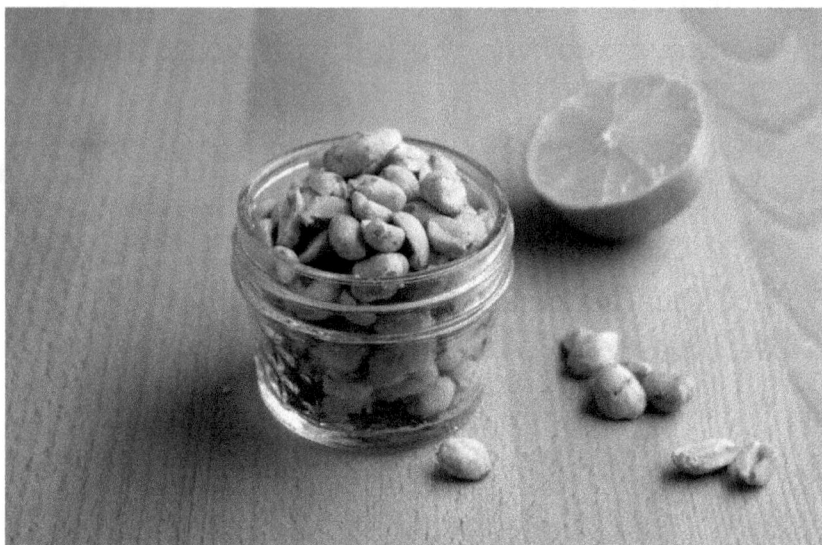

PHỤC VỤ 4

Đối với pesto:
- 2 tép tỏi
- 1 chén lá ngò tươi
- ⅓ cốc (1 ½ ounce) phô mai Parmesan bào
- 1 thìa cà phê vỏ chanh
- 2 thìa nước cốt chanh tươi
- 2 muỗng canh dầu ô liu

Đối với cá:
- Bình xịt nấu ăn
- 4 phi lê cá hồi (6 ounce), có da
- ¼ thìa cà phê hạt tiêu mới xay

Để làm món pesto:

1. Cho tỏi vào máy xay thực phẩm và xay nhuyễn. Thêm ngò, phô mai, vỏ chanh, nước cốt chanh vào rồi xay cho đến khi thái nhỏ.

2. Khi bộ xử lý đang chạy, đổ dầu vào cho đến khi kết hợp tốt.

Để làm cá:

1. Phủ một lớp xịt chống dính lên chảo chống dính và đun nóng trên lửa vừa cao. Rắc hạt tiêu lên cá hồi và đặt mặt da hướng xuống dưới trong chảo. Nấu cá hồi cho đến khi da bắt đầu chuyển sang màu nâu, từ 5 đến 6 phút.

2. Lật cá lại và nấu mặt còn lại cho đến khi cá chín hoàn toàn và dùng nĩa tách lớp dễ dàng, khoảng 6 phút nữa.

3. Dùng ngay với một ít sốt pesto lên trên.

63. Cá hồi nướng mật ong-Dijon

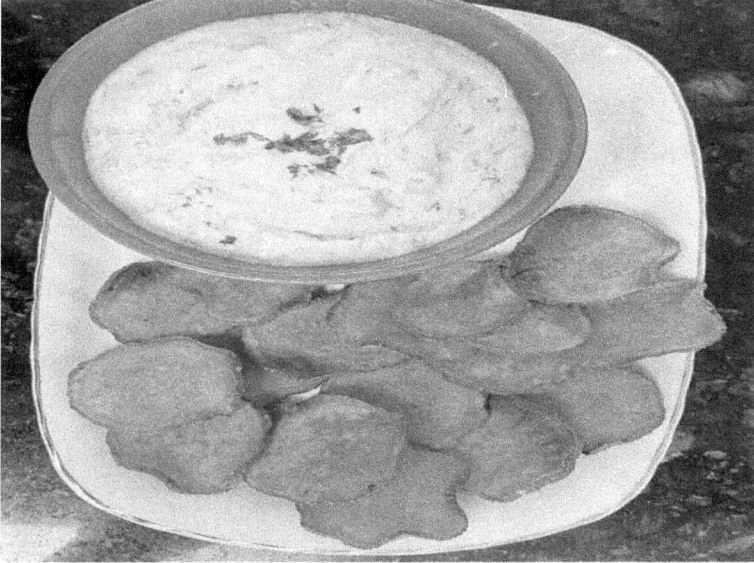

PHỤC VỤ 6

- Bình xịt nấu ăn
- 3 thìa mù tạt Dijon
- 1 muỗng canh dầu ô liu
- 1 thìa mật ong
- ½ chén hồ đào thái nhỏ
- ½ chén vụn bánh mì tươi
- 6 (4 ounce) phi lê cá hồi
- 1 muỗng canh mùi tây tươi băm nhỏ để trang trí

1. Làm nóng lò ở nhiệt độ 400°F.

2. Xịt nhẹ vào đĩa nướng lớn bằng bình xịt nấu ăn.

3. Trong một bát nhỏ, trộn mù tạt, dầu và mật ong.

4. Trong một bát nhỏ riêng biệt, trộn hồ đào và vụn bánh mì.

5. Xếp phi lê lên khay nướng lớn. Trước tiên, phết hỗn hợp mật ong-mù tạt lên phi lê, sau đó phủ hỗn hợp hồ đào lên trên, chia đều.

6. Nướng cá hồi trong lò cho đến khi chín hẳn và dùng nĩa tách lớp dễ dàng, khoảng 15 phút.

7. Dùng ngay, trang trí với rau mùi tây.

64.   Cá hồi áp chảo với cà chua bi

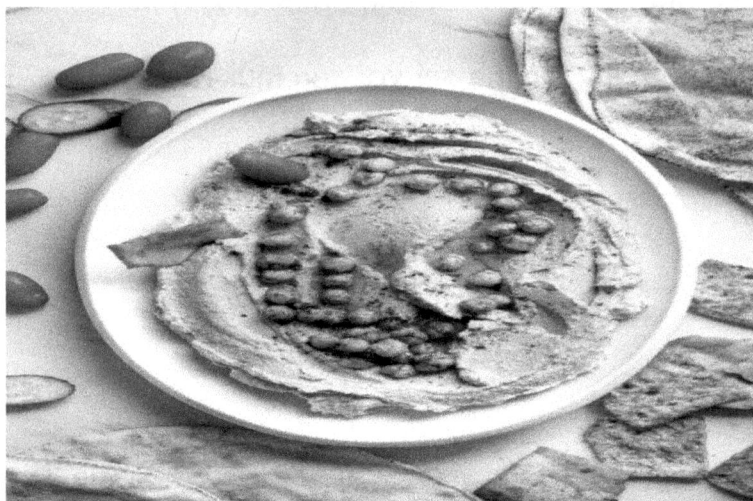

PHỤC VỤ 4

- 2 lát thịt xông khói
- 1 pint cà chua bi, cắt đôi
- 1 tép tỏi, băm nhỏ
- 1 muỗng cà phê hạt tiêu mới xay
- 1 muỗng canh húng tây tươi băm nhỏ
- Bình xịt nấu ăn
- 4 phi lê cá hồi (6 ounce)
- 4 quả chanh, để trang trí

1. Đun nóng chảo vừa trên lửa vừa cao. Thêm thịt xông khói và nấu, quay một lần cho đến khi giòn, từ 5 đến 7 phút. Chuyển thịt xông khói ra đĩa có lót khăn giấy cho ráo nước rồi vò nát. Xả sạch tất cả trừ khoảng 1 thìa mỡ thịt xông khói ra khỏi chảo.

2. Cho cà chua, tỏi và ½ thìa cà phê tiêu vào chảo rồi nấu, khuấy đều cho đến khi cà chua bắt đầu nát, khoảng 3 phút. Nhấc chảo ra khỏi bếp và cho thịt xông khói vụn và húng tây vào trộn đều.

3. Xịt dung dịch xịt nấu ăn lên chảo chống dính lớn và đun nóng trên lửa vừa cao. Rắc ½ thìa cà phê hạt tiêu còn lại lên cá rồi cho vào chảo (bạn

có thể phải nấu cá thành hai mẻ để tránh tình trạng chảo quá đông). Nấu cá, lật một lần cho đến khi cá chín và dễ dàng bong tróc bằng nĩa, 2 đến 3 phút mỗi mặt.

4. Chuyển phi lê cá ra đĩa và dùng kèm với hỗn hợp cà chua và chanh ở trên cùng.

65.   Tacos cá với kem Chipotle

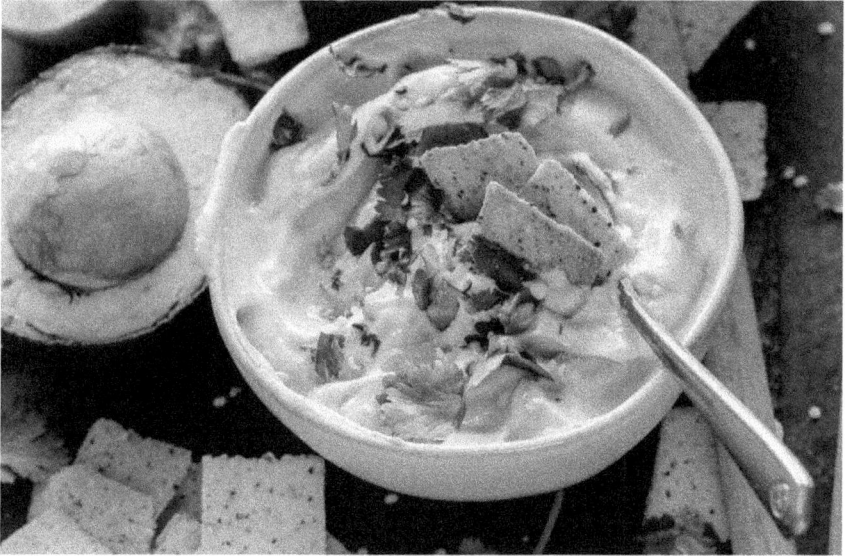

PHỤC VỤ 4

Đối với kem chipotle:

- 3 thìa sốt mayonnaise ít béo
- 3 muỗng canh kem chua ít béo
- 1 thìa cà phê khoai tây chiên
- 1 thìa cà phê vỏ chanh
- 1½ muỗng cà phê nước cốt chanh tươi
- ¼ chén ngò tươi xắt nhỏ

Đối với tacos:

- 1 thìa cà phê thì là xay
- 1 thìa cà phê rau mùi đất
- 1 thìa cà phê bột ớt nhẹ
- ½ thìa cà phê ớt bột xông khói
- ⅛ muỗng cà phê bột tỏi
- 1,5 pound phi lê cá hồng đỏ, cắt thành dải 2 inch
- Bình xịt nấu ăn
- 8 bánh ngô (6 inch)
- 2 chén bắp cải thái nhỏ

Để làm kem chipotle:

1. Trộn tất cả nguyên liệu và khuấy đều.

66. Tôm xiên nướng cay

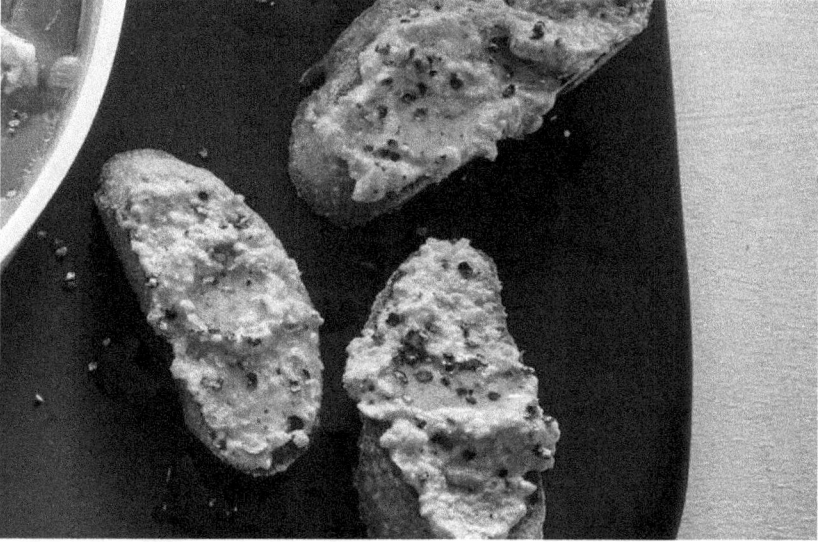

PHỤC VỤ 4

Đối với món salad dưa chuột:

- 2 quả dưa chuột vừa, gọt vỏ, bỏ hạt và thái hạt lựu
- ½ chén hạt điều rang muối cắt nhỏ
- 2 củ hành xanh, thái lát mỏng
- 2 muỗng canh dầu ô liu
- 1 thìa nước cốt chanh tươi
- ¼ chén mùi tây lá phẳng tươi xắt nhỏ

Đối với tôm:

- 1 quả ớt serrano lớn, bỏ hạt và thái nhỏ
- 1 muỗng canh dầu ô liu
- 1 thìa cà phê thì là xay
- 1 thìa cà phê bột ớt xay
- 1 đến 1½ pound tôm, bóc vỏ và bỏ chỉ

Để làm salad dưa chuột:

1. Trong một tô lớn, trộn dưa chuột, hạt điều, hành lá, dầu, nước cốt chanh và rau mùi tây với nhau.

Để làm tôm:

1. Làm nóng lò nướng ở mức trung bình cao.

2. Ngâm 4 xiên gỗ vào nước.

3. Trong một tô lớn, trộn ớt serrano, dầu, thì là và bột ớt. Thêm tôm vào tô và trộn đều.

4. Xiên tôm vào xiên.

5. Nướng tôm khoảng 3 phút mỗi mặt cho đến khi tôm có màu hồng và chín.

67.   Spaghetti với tôm nướng

PHỤC VỤ 4

- 12 ounce mì spaghetti khô
- 1 muỗng canh dầu ô liu
- 3 muỗng canh mùi tây tươi xắt nhỏ
- 1½ pound tôm cỡ lớn, bóc vỏ và bỏ chỉ
- 2 muỗng canh bơ không muối, tan chảy
- 2 tép tỏi, băm nhỏ
- ¼ thìa cà phê hạt tiêu mới xay
- 2 thìa nước cốt chanh tươi

1. Làm nóng lò nướng thịt trước.

2. Nấu mì spaghetti theo hướng dẫn trên bao bì (không cho muối). Làm khô hạn.

3. Trộn mì spaghetti với dầu và 2 thìa rau mùi tây, đậy nắp và giữ ấm.

4. Trong một đĩa nướng lớn, trộn tôm với bơ, tỏi và tiêu. Nướng trong lò nướng thịt, lật một lần cho đến khi tôm có màu hồng và chín, từ 2 đến 3 phút mỗi mặt. Lấy tôm ra khỏi gà thịt và trộn chúng với nước cốt chanh.

5. Chia đều mì spaghetti vào 4 bát nông. Đổ tôm lên trên, chia đều. Rưới một chút nước sốt từ

đĩa nướng lên từng phần và dùng ngay, trang trí với 1 thìa rau mùi tây còn lại.

68.   Sò điệp biển nướng

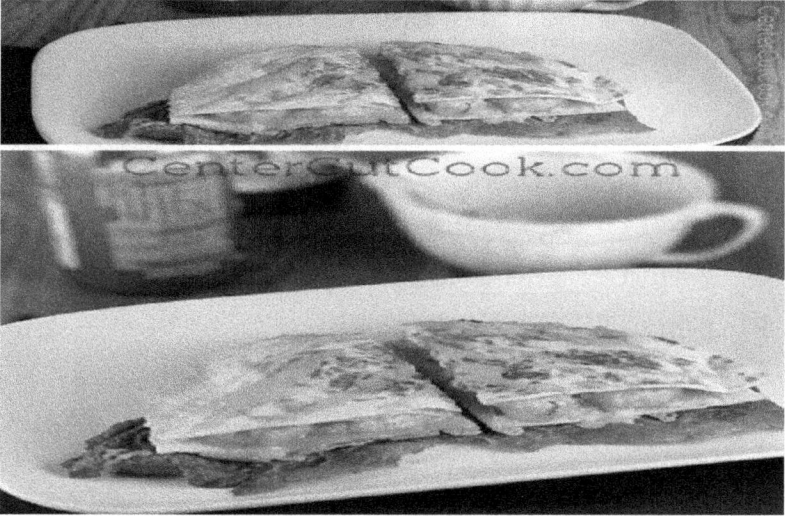

PHỤC VỤ 4

- 3 muỗng canh bơ không muối
- 1 ½ pound sò điệp biển cỡ lớn
- ¼ thìa cà phê hạt tiêu mới xay
- 1 thìa cà phê tỏi tươi băm nhỏ
- 3 thìa nước cốt chanh tươi
- 2 gói (5 ounce) rau bina non
- ¼ thìa cà phê ớt bột
- ⅛ muỗng cà phê ớt cayenne
- 2 muỗng canh nước luộc gà ít natri
- ¼ chén hạt thông, nướng

1. Trong chảo lớn trên lửa vừa cao, làm tan chảy 2 thìa bơ.

2. Dùng khăn giấy thấm khô sò điệp, nêm hạt tiêu rồi cho vào chảo. Nấu cho đến khi có màu vàng nâu đẹp mắt ở mặt dưới, khoảng 2 phút, sau đó lật chúng lại và nấu cho đến khi có màu vàng nâu ở mặt thứ hai, thêm khoảng 2 phút nữa. Chuyển sò điệp vào đĩa và giữ ấm.

3. Đun chảy 1 thìa bơ còn lại trong chảo rồi cho tỏi và rau bina vào. Nấu trong khoảng 2 phút, cho đến khi héo. Lấy rau bina và tỏi ra khỏi chảo và giữ ấm.

4. Thêm nước cốt chanh, ớt bột và ớt cayenne vào chảo và đun nhỏ lửa trong khoảng 15 giây.

5. Thêm nước dùng. Đun nhỏ lửa, cạo hết phần còn sót lại trong chảo trong khoảng 3 phút cho đến khi nước sốt giảm bớt.

6. Cho sò điệp cùng với nước ép vào chảo và nấu trên lửa nhỏ cho đến khi chín.

7. Xếp rau bina vào 4 đĩa, chia đều. Xếp từng con sò điệp lên trên, chia đều. Rưới nước sốt lên sò điệp và rắc hạt thông lên trên. Phục vụ ngay lập tức.

69.   Bánh Cua Ớt Đỏ Aioli

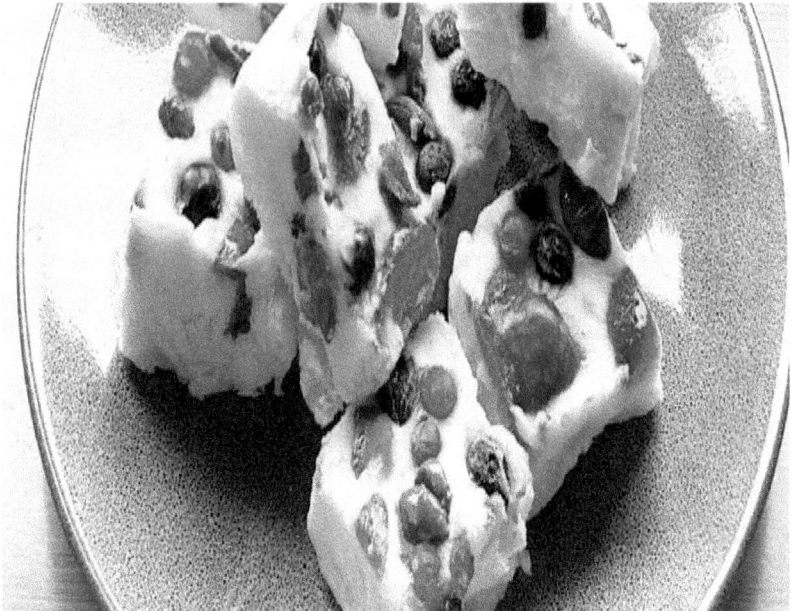

PHỤC VỤ 4

Đối với bánh cua:

- ½ chén vụn bánh mì panko
- 1 quả trứng
- 1 lòng trắng trứng, đánh bông
- 2 củ hành xanh, thái lát mỏng
- 2 muỗng canh ớt chuông đỏ thái nhỏ
- 2 muỗng canh mùi tây tươi băm nhỏ
- 1 muỗng canh sốt mayonnaise giảm béo
- Nước cốt ½ quả chanh
- 1 muỗng cà phê Gia vị Old Bay
- ½ muỗng cà phê hạt tiêu mới xay
- 9 ounce thịt cua cục
- Bình xịt nấu ăn

Đối với aioli:

- ¼ cốc sữa chua Hy Lạp nguyên chất không béo
- 2 muỗng canh sốt mayonnaise giảm béo
- ¼ chén ớt chuông đỏ rang đóng lọ (ngâm trong nước), để ráo nước, bỏ hạt và cắt nhỏ

Cách làm bánh cua:

1. Trong một tô trộn lớn, trộn vụn bánh mì, trứng, lòng trắng trứng, hành lá, ớt chuông,

mùi tây, sốt mayonnaise, nước cốt chanh, Gia vị Old Bay, hạt tiêu rồi khuấy đều.

2. Dùng tay nhẹ nhàng gấp thịt cua vào, cẩn thận không làm vỡ từng miếng lớn.

3. Nặn thành 8 miếng có kích thước bằng nhau và để trong tủ lạnh trong 30 đến 60 phút.

4. Xếp bánh cua đã nguội lên khay nướng và xịt nhẹ bằng bình xịt nấu ăn. Nướng khoảng 10 phút cho mỗi mặt.

70. Romesco Sauce

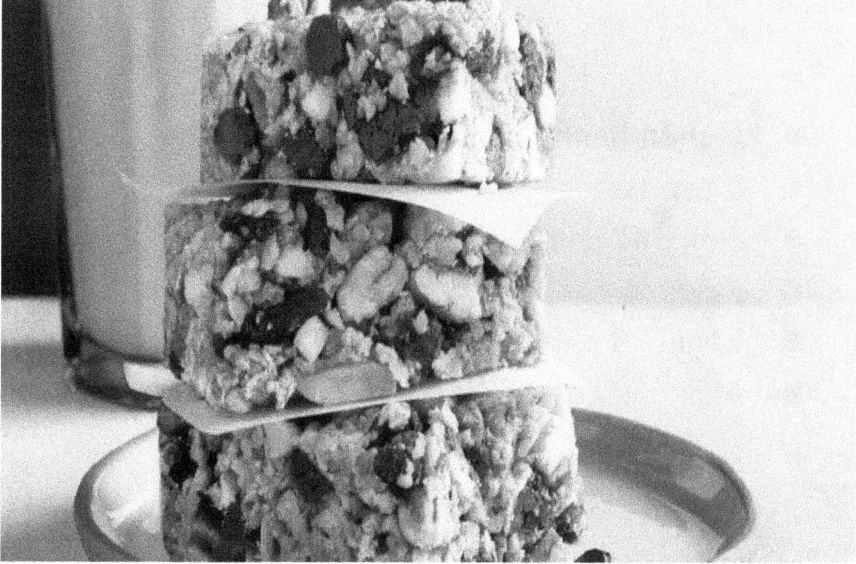

Cho nước sốt:

- 1 (7 ounce) lọ ớt đỏ nướng (đóng gói trong nước), để ráo nước
- 2 quả cà chua lớn, cắt làm tư
- ¼ chén hạnh nhân không muối, nướng
- 2 tép tỏi
- 2 muỗng canh mùi tây tươi băm nhỏ
- 1 muỗng canh giấm sherry
- 1 thìa cà phê ớt bột
- ½ muỗng cà phê hạt tiêu mới xay
- 2 muỗng canh dầu ô liu

Để làm nước sốt:

1. Cho ớt đỏ, cà chua, hạnh nhân, tỏi, mùi tây, giấm, ớt bột và hạt tiêu vào máy xay thực phẩm và chế biến thành hỗn hợp sệt khá mịn.

2. Khi bộ xử lý đang chạy, rưới dầu vào và xử lý cho đến khi kết hợp tốt. Nếu hỗn hợp quá đặc, hãy thêm nước, mỗi lần 1 muỗng canh, để đạt được độ đặc mong muốn.

Súp, ớt và món hầm

71. Súp cà chua nướng bạc hà

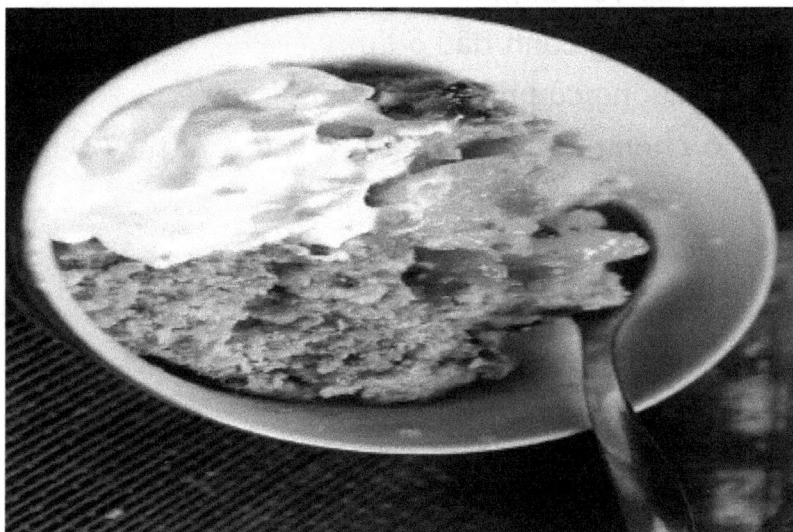

PHỤC VỤ 4

- 3 pound cà chua mận, cắt đôi theo chiều dọc
- 1 củ hành vàng lớn, xắt nhỏ
- 4 tép tỏi, băm nhỏ
- 2 muỗng canh dầu ô liu
- 1 muỗng cà phê hạt tiêu mới xay
- 6 chén nước luộc gà hoặc rau ít natri
- Nước ép của 1 quả chanh
- 1 chén bạc hà tươi xắt nhỏ

1. Làm nóng lò ở nhiệt độ 400°F.

2. Trên một khay nướng lớn, trộn cà chua, hành tây và tỏi với dầu và hạt tiêu. Trải cà chua thành một lớp duy nhất, cắt cạnh và nướng trong lò cho đến khi chúng rất mềm, khoảng 45 phút.

3. Chuyển rau vào máy xay thực phẩm hoặc máy xay và xay nhuyễn cho đến khi mịn.

4. Đổ hỗn hợp nhuyễn vào nồi kho lớn, thêm nước dùng và đun sôi trên lửa vừa cao. Khuấy nước cốt chanh và đun nhỏ lửa cho đến khi nóng.

5. Cho bạc hà vào và dùng ngay. Món súp này sẽ được bảo quản, đậy kín, trong tủ lạnh tối đa 1 tuần hoặc trong tủ đông tối đa 3 tháng.

72. Súp xanh phô mai dê

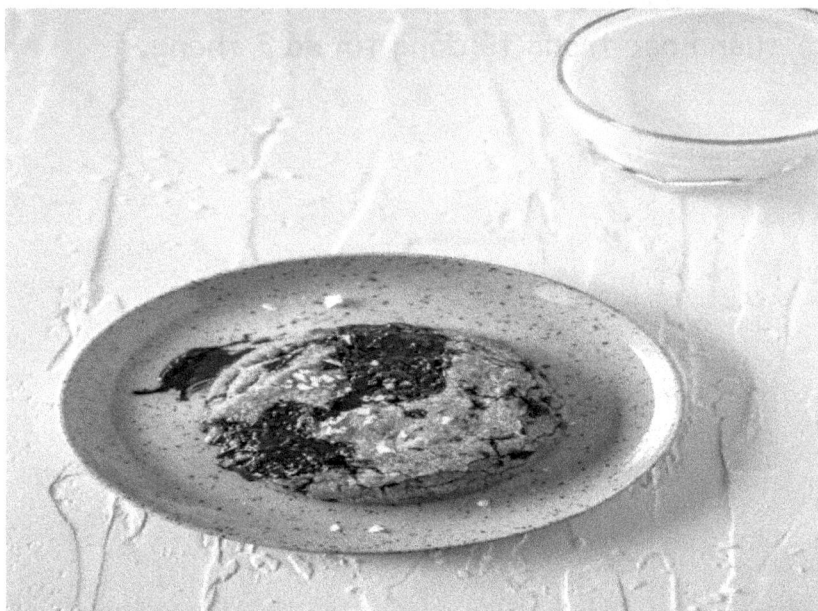

PHỤC VỤ 4

- 1 muỗng canh dầu ô liu nguyên chất
- 2 củ tỏi tây, phần xanh và xanh nhạt
- 2 muỗng canh rượu sherry
- 4 chén nước luộc rau ít natri
- 2 cốc nước
- 1 củ khoai tây, gọt vỏ và thái hạt lựu
- 1 pound lá rau bina
- 2 chén cải xoong
- 2 cốc cây me chua
- $\frac{1}{4}$ thìa cà phê ớt cayenne
- $\frac{1}{2}$ chén phô mai dê vụn
- 2 muỗng canh bơ không muối

- Hạt tiêu mới xay

1. Đun nóng dầu trong nồi lớn trên lửa vừa cao. Thêm tỏi tây vào và nấu, khuấy thường xuyên cho đến khi mềm, khoảng 5 phút.

2. Thêm sherry và nấu, khuấy đều cho đến khi chất lỏng bay hơi.

3. Thêm nước dùng, nước và khoai tây thái hạt lựu rồi đun sôi. Giảm nhiệt xuống thấp và đun nhỏ lửa, không đậy nắp trong khoảng 15 phút cho đến khi các miếng khoai tây mềm.

4. Khuấy rau chân vịt, cải xoong, cây me chua và ớt cayenne. Nấu, đậy nắp trong khoảng 5 phút cho đến khi rau bina mềm.

5. Nhấc nồi ra khỏi bếp, thêm phô mai dê và bơ vào, khuấy đều cho đến khi chúng quyện đều.

6. Sử dụng máy xay ngâm hoặc từng mẻ trong máy xay, xay nhuyễn súp cho đến khi mịn. Đun nóng lại nếu cần.

73. Súp khoai lang cà ri

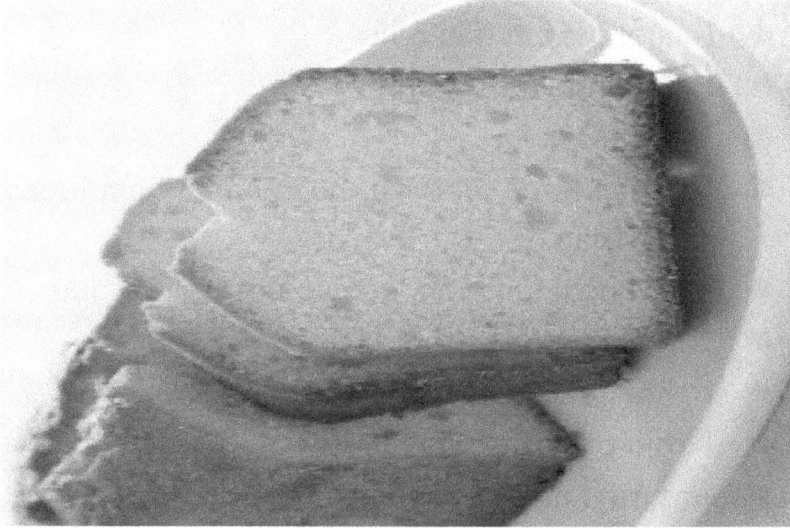

PHỤC VỤ 4

- 1 muỗng canh dầu ô liu
- 1 củ hành vừa, xắt nhỏ
- 3 cốc nước
- 1½ chén nước luộc rau hoặc gà có hàm lượng natri thấp
- 2 củ khoai lang lớn, gọt vỏ và thái hạt lựu
- 2 củ cà rốt lớn, thái lát
- 1 thìa gừng tươi gọt vỏ băm nhỏ
- 1 thìa bột cà ri
- Hạt tiêu mới xay

1. Đun nóng dầu trong nồi lớn trên lửa vừa cao. Thêm hành tây và nấu, khuấy thường xuyên cho đến khi mềm, khoảng 5 phút.

2. Thêm nước, nước dùng, khoai lang, cà rốt, gừng và bột cà ri vào. Đun sôi, giảm nhiệt xuống mức vừa phải và đun nhỏ lửa, không đậy nắp cho đến khi rau mềm, khoảng 20 phút.

3. Dùng máy xay ngâm hoặc từng mẻ trong máy xay để xay nhuyễn hỗn hợp. Nếu súp quá đặc, hãy thêm một chút nước dùng.

4. Đun lại súp nếu cần. Nêm hạt tiêu và dùng ngay. Súp sẽ giữ được trong tủ lạnh tối đa 1 tuần hoặc trong tủ đông tối đa 3 tháng.

74.   Súp đậu lăng đỏ khói

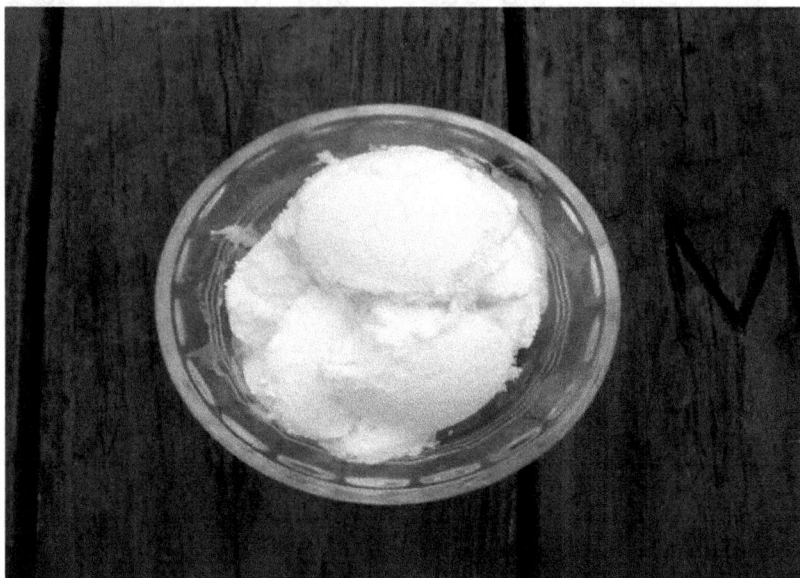

PHỤC VỤ 4

- 1 muỗng canh dầu ô liu
- 1 củ hành vừa, thái hạt lựu
- 2 tép tỏi, băm nhỏ
- 2 thìa cà phê thì là xay
- 2 muỗng cà phê ớt bột xông khói
- 1 thìa cà phê ớt bột ngọt
- 1 thìa cà phê bột nghệ
- ¼ muỗng cà phê quế xay
- 2 củ cà rốt vừa, thái lát
- 7 chén nước luộc rau ít natri
- 1½ chén đậu lăng đỏ khô
- 1 lon (14-ounce) cà chua thái hạt lựu không thêm muối, với nước ép
- Nước ép của 1 quả chanh
- Miếng chanh, để trang trí
- ¼ chén mùi tây tươi băm nhỏ để trang trí

1. Đun nóng dầu trong nồi lớn trên lửa vừa cao. Thêm hành và tỏi vào xào, khuấy thường xuyên cho đến khi hành mềm, khoảng 5 phút.

2. Cho thì là, ớt bột hun khói và ớt ngọt, nghệ và quế vào rồi nấu, khuấy đều trong 1 phút.

3. Thêm cà rốt, nước dùng và đậu lăng. Đun sôi chất lỏng, giảm nhiệt xuống mức trung bình

thấp và đun nhỏ lửa, không đậy nắp cho đến khi đậu lăng mềm, từ 30 đến 35 phút.

4. Thêm cà chua cùng với nước ép của chúng và nấu thêm 10 phút nữa.

5. Ngay trước khi ăn, cho nước cốt chanh vào.

75.   Súp kem phô mai bông cải xanh

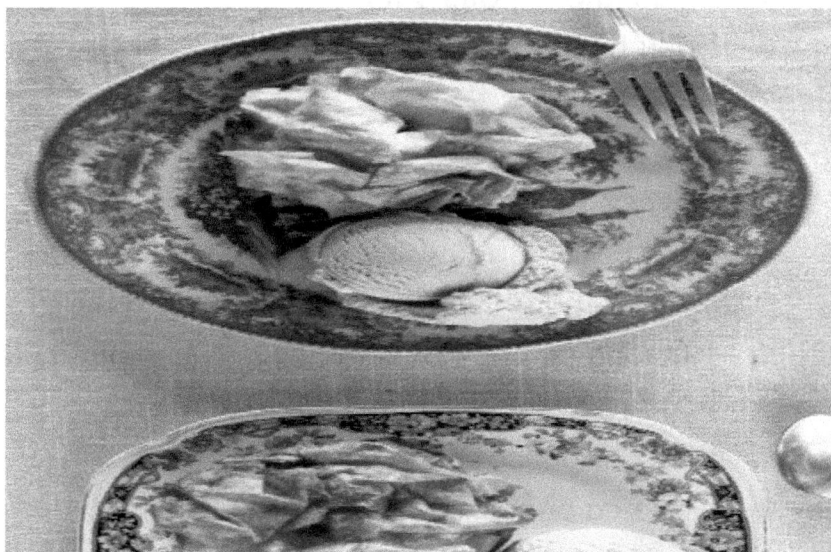

PHỤC VỤ 4
- 1 muỗng canh dầu ô liu
- 1 đầu bông cải xanh, gọt vỏ và cắt nhỏ, tách hoa
- 1 củ hành vừa, thái hạt lựu
- 8 ounce khoai tây mới, thái hạt lựu
- $\frac{1}{4}$ chén bột mì đa dụng
- $3\frac{1}{2}$ chén nước luộc gà hoặc rau ít natri
- $\frac{1}{4}$ muỗng cà phê hạt nhục đậu khấu mới xay
- 1 cốc phô mai cheddar ít béo
- 1 lon (12 ounce) sữa cô đặc không béo
- 1 thìa cà phê sốt Worcestershire
- $\frac{1}{2}$ muỗng cà phê hạt tiêu mới xay
- 2 củ hành xanh, thái lát mỏng

1. Đun nóng dầu trong nồi lớn trên lửa vừa. Thêm thân bông cải xanh, hành tây và khoai tây. Nấu, khuấy thường xuyên cho đến khi rau bắt đầu mềm, khoảng 10 phút.

2. Rắc bột vào nồi và nấu, khuấy liên tục cho đến khi bắt đầu tỏa ra mùi thơm nhẹ, khoảng 2 phút.

3. Thêm nước dùng vào và đun sôi. Giảm nhiệt xuống mức trung bình thấp và nấu, thỉnh thoảng

khuấy trong khoảng 15 phút cho đến khi rau mềm. Thêm bông cải xanh và nấu thêm khoảng 5 phút nữa cho đến khi bông mềm.

4. Rắc nhục đậu khấu vào và khuấy đều.

5. Nhấc nồi ra khỏi bếp và cho phô mai, sữa, sốt Worcestershire và hạt tiêu vào khuấy đều.

6. Xay nhuyễn súp bằng máy xay ngâm hoặc từng mẻ trong máy xay truyền thống hoặc máy chế biến thực phẩm.

7. Dùng ngay, trang trí với hành lá.

76.   Bún gà chanh

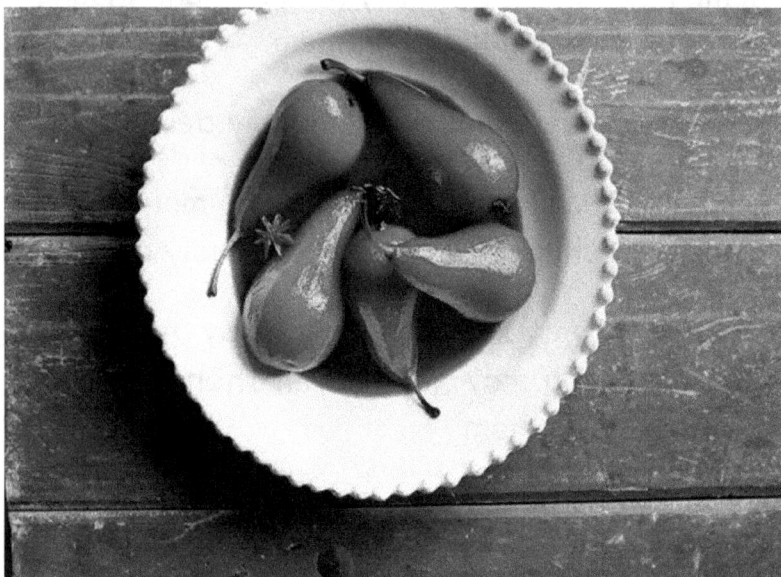

PHỤC VỤ 4

- 6 chén nước luộc gà ít natri
- 2 cốc nước
- 1⅓ cốc cà rốt cắt nhỏ
- 1¼ chén hành tây xắt nhỏ
- 1 chén cần tây xắt nhỏ
- 1 pound ức gà nấu chín, thái nhỏ hoặc thái hạt lựu
- 8 ounce mì trứng khô, nấu theo hướng dẫn trên bao bì
- ¼ chén mùi tây lá phẳng tươi xắt nhỏ
- Vỏ và nước cốt của 1 quả chanh

1. Trong một nồi kho lớn trên lửa vừa cao, cho nước dùng, nước, cà rốt, hành tây và cần tây vào rồi đun sôi. Giảm nhiệt xuống mức vừa phải và đun nhỏ lửa, đậy nắp cho đến khi rau mềm, khoảng 20 phút.

2. Thêm thịt gà và mì vào đun nhỏ lửa cho đến khi chín, khoảng 3 phút.

3. Cho rau mùi tây, vỏ chanh và nước cốt chanh vào trộn đều. Phục vụ ngay lập tức.

77.   Súp đậu trắng và rau xanh

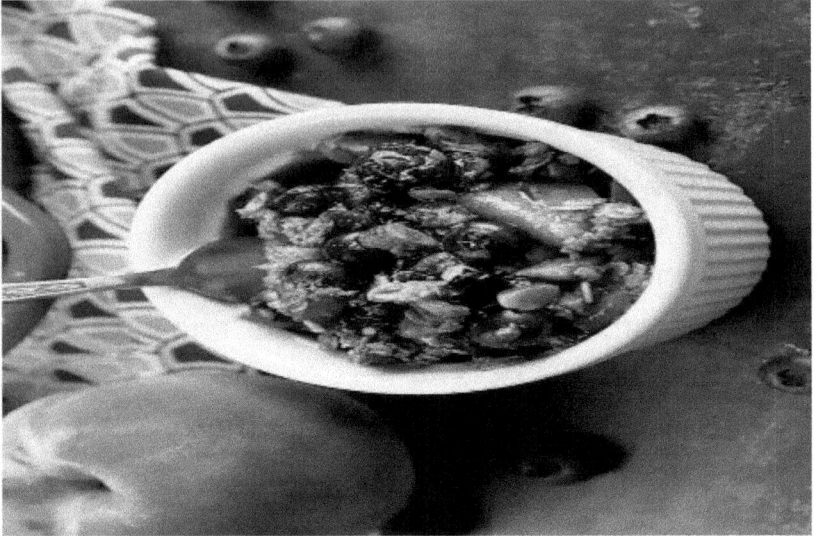

PHỤC VỤ 6

- 2 muỗng canh dầu ô liu
- 1 củ hành vừa, thái hạt lựu
- 2 tép tỏi, băm nhỏ
- 2 cọng cần tây, thái lát
- 2 củ cà rốt vừa, thái lát
- 6 ounce xúc xích chorizo hoặc andouille kiểu Tây Ban Nha, thái hạt lựu
- 1 bó cải xoăn, xắt nhỏ
- 4 chén nước luộc gà ít natri
- 1 lon (14-ounce) cà chua thái hạt lựu không thêm muối, với nước ép
- 1 lon đậu trắng (15 ounce), chẳng hạn như đậu cannellini hoặc đậu Great Northern, để ráo nước và rửa sạch
- ½ muỗng cà phê hạt tiêu mới xay

1. Đun nóng dầu trong nồi lớn trên lửa vừa cao. Thêm hành tây và tỏi vào nấu, khuấy thường xuyên cho đến khi hành mềm, khoảng 5 phút.

2. Thêm cần tây, cà rốt và xúc xích vào nấu, thỉnh thoảng khuấy thêm 3 phút nữa. Khuấy cải xoăn.

3. Thêm nước dùng, cà chua với nước ép, đậu và hạt tiêu vào đun sôi. Giảm nhiệt xuống mức trung bình thấp và đun nhỏ lửa, đậy nắp trong 15 đến 20 phút cho đến khi rau mềm. Phục vụ ngay lập tức.

78. Súp Tortilla Gà Chipotle Cay

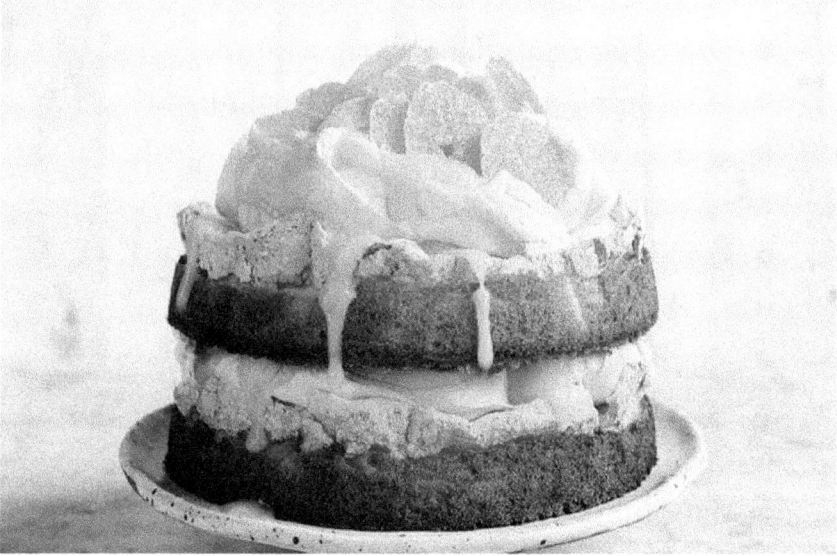

PHỤC VỤ 4

- 2 lát thịt xông khói gà tây
- 1 muỗng canh dầu ô liu
- 1 củ hành vàng nhỏ, thái hạt lựu
- 2 tép tỏi, băm nhỏ
- $\frac{3}{4}$ pound ức gà, thái hạt lựu
- 1 thìa cà phê bột ớt chipotle
- 1 thìa cà phê thì là xay
- 3 chén nước luộc gà ít natri
- 1 cốc nước
- 1 lon (14-ounce) cà chua nghiền không thêm muối, kèm nước ép
- Nước ép 1 quả chanh
- 1 chén bánh tortilla nướng có hàm lượng natri thấp nghiền nát
- $\frac{1}{4}$ chén ngò tươi cắt nhỏ để trang trí

1. Nấu thịt gà tây xông khói trong nồi lớn trên lửa vừa cao cho đến khi giòn. Xả thịt xông khói trên khăn giấy, vò nát và đặt sang một bên.

2. Trong cùng một nồi kho, đun nóng dầu ở lửa vừa cao. Thêm hành tây và tỏi vào nấu, khuấy đều cho đến khi hành tây mềm, khoảng 5 phút.

3. Cho gà vào nấu, khuấy đều trong khoảng 2 phút cho đến khi gà có màu đục.

4. Thêm bột ớt và thì là vào nấu thêm khoảng 30 giây.

5. Thêm nước dùng, nước, cà chua với nước ép và thịt gà tây xông khói nấu chín rồi đun sôi. Giảm nhiệt xuống mức trung bình, đậy nắp và nấu trong khoảng 5 phút. Khuấy nước cốt chanh.

6. Khi dùng, chia bánh tortilla nghiền nát vào 4 bát súp, múc súp lên trên và trang trí với ngò.

79. **Bún bò Việt Nam**

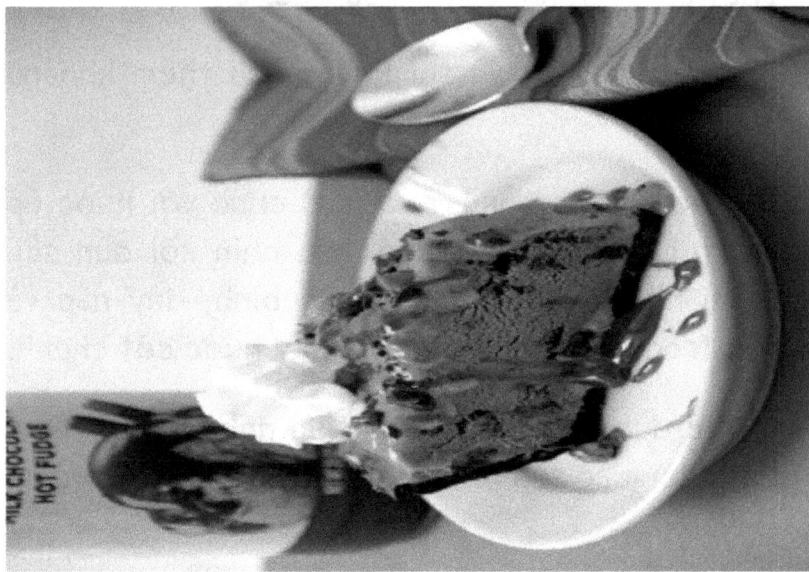

PHỤC VỤ 4

Đối với món súp:

- 6 chén nước luộc thịt bò ít natri
- 2 cốc nước
- 1 củ hành lớn, thái lát mỏng
- 5 lát gừng tươi (dày ½ inch) đã gọt vỏ
- 1 muỗng canh nước mắm
- 3 tép tỏi lớn, giảm một nửa
- 2 quả hồi
- 1 thìa cà phê toàn bộ đinh hương
- 1 pound bít tết sườn, cắt tỉa, thái lát rất mỏng theo chiều ngang
- 8 ounce mì sợi đậu, nấu theo hướng dẫn trên bao bì

Đối với đồ trang trí:

- 1½ chén giá đỗ
- 1 cốc bạc hà tươi
- 1 chén húng quế tươi
- 1 chén ngò tươi
- 2 quả chanh, cắt thành miếng vuông
- 3 quả jalapeños đỏ hoặc xanh, thái lát mỏng
- 3 củ hành xanh, thái lát mỏng

Để làm món súp:

1. Trong một nồi kho lớn trên lửa vừa cao, cho nước dùng, nước, hành tây, gừng, nước mắm, tỏi,

hoa hồi và đinh hương vào đun sôi. Giảm nhiệt xuống mức trung bình thấp, đậy nắp và đun nhỏ lửa trong khoảng 20 phút.

2. Lọc nước dùng qua rây mịn cho vào tô lớn. Loại bỏ chất rắn.

3. Cho nước dùng vào nồi và đun sôi lại. Tắt bếp và thêm ngay các lát bít tết vào.

80.   Cà chua bi và bột ngô

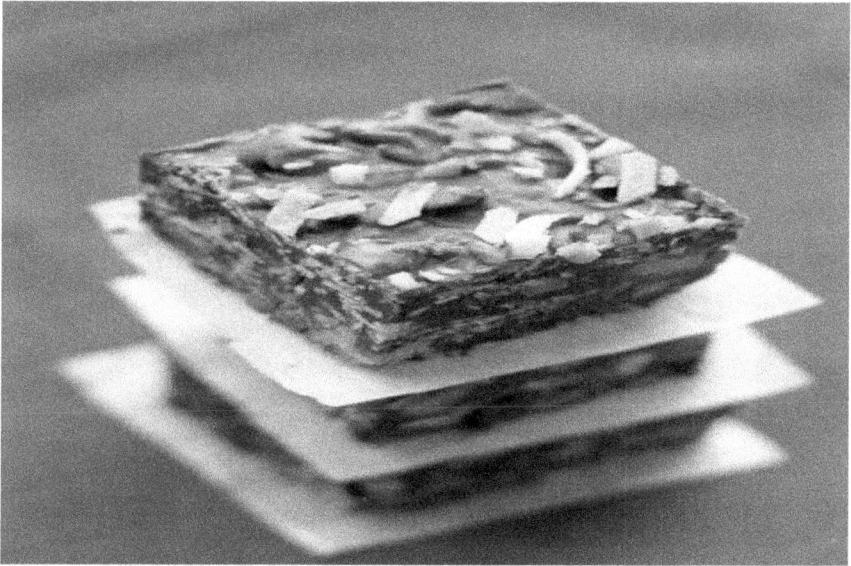

PHỤC VỤ 4

- 1 muỗng canh dầu ô liu
- 1 củ hành vừa, thái hạt lựu
- 2 cọng cần tây, thái hạt lựu
- 2 tép tỏi, băm nhỏ
- 1 pint cà chua bi nhỏ, cắt đôi
- 2½ chén hạt ngô đông lạnh, rã đông
- 2 cốc sữa ít béo
- 1 muỗng cà phê húng tây tươi xắt nhỏ
- ¼ thìa cà phê hạt tiêu mới xay
- 1 chén nước luộc rau hoặc gà ít natri
- 3 củ hành xanh, thái lát mỏng để trang trí
- 2 lát thịt gà tây xông khói, nấu chín và cắt nhỏ để trang trí (tùy chọn)

1. Đun nóng dầu trong nồi lớn trên lửa vừa cao. Thêm hành tây, cần tây và tỏi vào nấu, khuấy đều cho đến khi hành tây mềm, khoảng 5 phút.

2. Thêm cà chua vào và nấu thêm 2 đến 3 phút nữa cho đến khi cà chua bắt đầu nát.

3. Cho 1½ cốc ngô, 1 cốc sữa, húng tây và hạt tiêu vào máy xay hoặc máy xay thực phẩm và xay cho đến khi mịn.

4. Chuyển hỗn hợp đã xay nhuyễn vào nồi kho và đun sôi.

5. Cho 1 cốc ngô còn lại và 1 cốc sữa vào nồi cùng với nước dùng. Khuấy đều và nấu trên lửa vừa trong khoảng 5 phút cho đến khi chín.

6. Ăn nóng, trang trí với hành lá và thịt xông khói.

81.   Ớt Quinoa chay

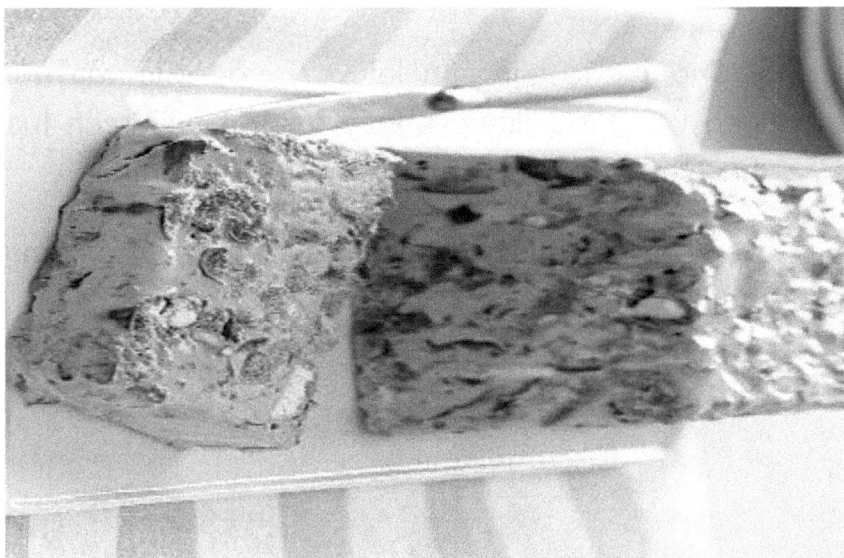

PHỤC VỤ 6

- ½ cốc quinoa, rửa sạch
- 1 muỗng canh dầu ô liu
- 1 củ hành tây nhỏ, xắt nhỏ
- 2 tép tỏi, băm nhỏ
- 2 quả jalapeños, bỏ hạt và thái hạt lựu
- 1 củ cà rốt lớn, thái hạt lựu
- 2 cọng cần tây, thái hạt lựu
- 1 quả ớt chuông vàng hoặc cam, bỏ hạt và thái hạt lựu
- 2 thìa ớt bột
- 1 muỗng canh thì là xay
- 2 lon đậu pinto (15 ounce), để ráo nước và rửa sạch
- 1 lon (28-ounce) cà chua thái hạt lựu không thêm muối, để ráo nước
- 1 lon (15 ounce) nước sốt cà chua ít natri

1. Nấu quinoa theo hướng dẫn trên bao bì.

2. Đun nóng dầu trong nồi lớn đặt trên lửa vừa cao. Thêm hành tây và tỏi vào nấu, khuấy thường xuyên cho đến khi hành tây mềm, khoảng 5 phút.

3. Thêm ớt jalapeños, cà rốt, cần tây và ớt chuông vào nấu, thỉnh thoảng khuấy trong khoảng 10 phút cho đến khi rau mềm.

4. Cho bột ớt và thìa là vào đun thêm khoảng 30 giây.

5. Thêm đậu, cà chua, sốt cà chua và quinoa đã nấu chín. Giảm nhiệt xuống mức trung bình thấp, đậy nắp và đun nhỏ lửa trong khoảng 30 phút.

6. Ăn nóng, trang trí với bơ thái hạt lựu, hành tím băm, salsa, kem chua hoặc bánh tortilla nướng nếu muốn.

82.   xúp cá

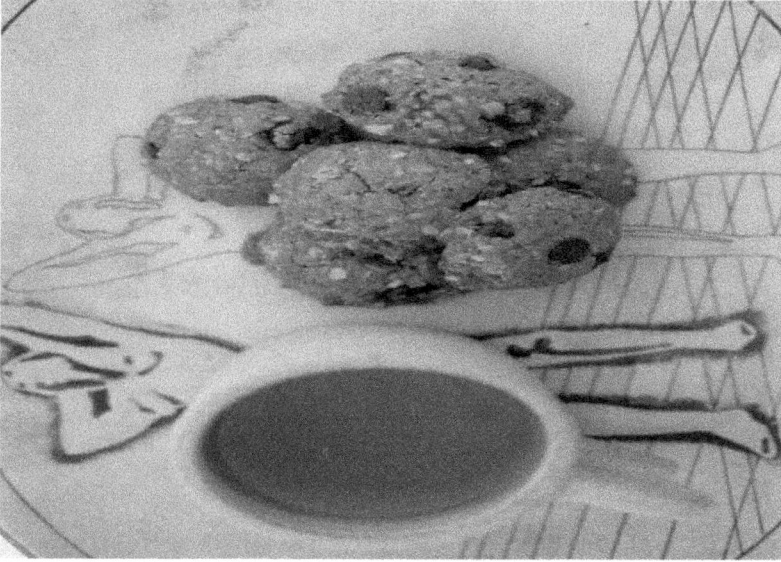

PHỤC VỤ 4

Đối với món hầm:
- 1 muỗng canh dầu ô liu nguyên chất
- 2 tép tỏi, băm nhỏ
- 1 củ hẹ vừa, thái hạt lựu
- ¾ chén nước luộc cá hoặc gà có hàm lượng natri thấp
- ¾ chén rượu trắng khô
- 1 lon (14-ounce) cà chua thái hạt lựu không thêm muối, để ráo nước
- 2 thìa cà phê húng tây tươi hoặc ¾ thìa cà phê húng tây khô
- 2 thìa cà phê vỏ cam
- 1 muỗng cà phê ớt bột xông khói
- ½ muỗng cà phê ớt đỏ
- ½ muỗng cà phê sợi nghệ tây, nghiền nát
- 12 ounce phi lê cá bơn không da, cắt thành miếng 1 inch
- ¼ chén mùi tây lá phẳng tươi băm nhỏ để trang trí

Để làm món hầm:

1. Đun nóng dầu trong chảo lớn hoặc chảo kiểu Hà Lan trên lửa vừa cao. Thêm tỏi và hẹ vào

nấu, khuấy đều cho đến khi hẹ mềm, khoảng 5 phút.

2. Thêm nước dùng và rượu vào đun nhỏ lửa thêm 2 phút nữa.

3. Thêm cà chua, húng tây, vỏ cam, ớt bột xông khói, ớt đỏ và nghệ tây vào đun nhỏ lửa thêm 2 phút.

4. Thêm cá vào, đậy nắp và tiếp tục đun nhỏ lửa cho đến khi cá chín, khoảng 6 phút.

83.   Ớt gà trắng

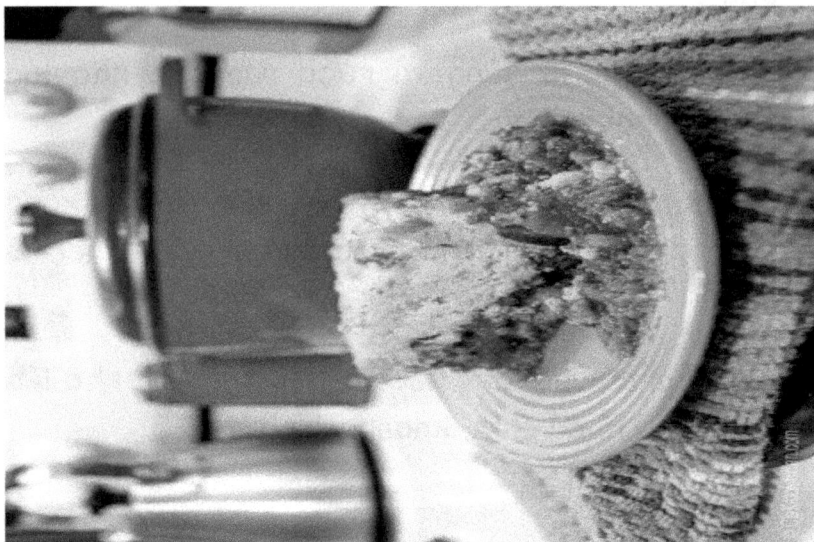

PHỤC VỤ 4

- 1 muỗng canh dầu hạt cải
- 1 củ hành tây, xắt nhỏ
- 3 tép tỏi, băm nhỏ
- 1 đến 3 quả jalapeños, bỏ hạt và thái hạt lựu
- 2 (4-ounce) lon ớt xanh thái hạt lựu nhẹ
- 2 thìa cà phê thì là xay
- 1½ muỗng cà phê rau mùi đất
- 1 thìa cà phê ớt bột
- 1 thìa cà phê lá oregano khô
- ¼ đến ½ thìa cà phê ớt cayenne
- 2 (14 ounce) lon nước luộc gà ít natri
- 3 chén ức gà nấu chín cắt nhỏ
- 3 lon (15 ounce) đậu trắng
- ¼ chén ngò tươi cắt nhỏ để trang trí

1. Đun nóng dầu trong nồi lớn trên lửa vừa. Thêm hành tây và tỏi vào nấu, khuấy thường xuyên cho đến khi hành tây mềm, khoảng 5 phút.

2. Thêm ớt jalapeño, ớt xanh, thì là, rau mùi, bột ớt, lá oregano và ớt cayenne. Nấu và khuấy thường xuyên trong 2 đến 3 phút cho đến khi ớt bắt đầu mềm.

3. Thêm nước dùng, thịt gà và đậu vào đun sôi trên lửa vừa cao. Giảm nhiệt xuống mức trung bình thấp và đun nhỏ lửa, không đậy nắp, thỉnh thoảng khuấy trong khoảng 15 phút.

4. Ăn nóng, trang trí với ngò.

84.　Gumbo gà và tôm

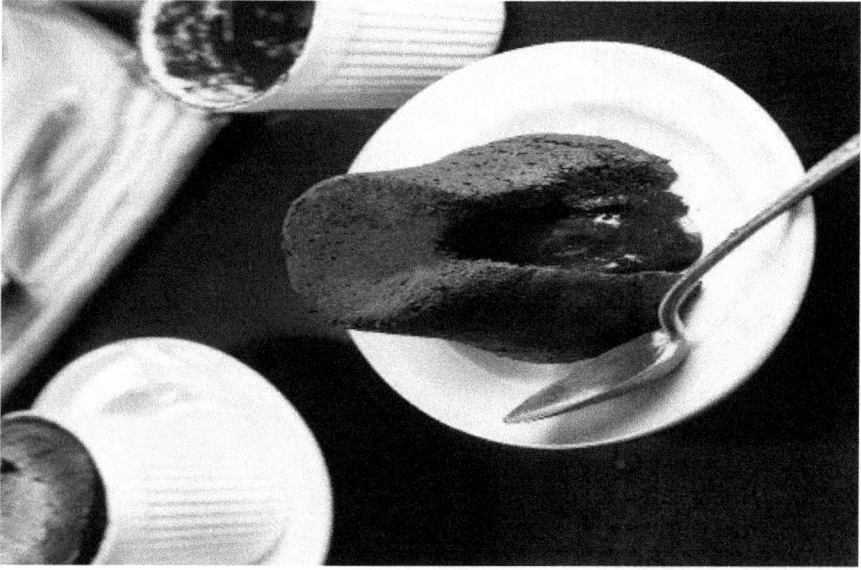

PHỤC VỤ 4

- 2 muỗng canh dầu hạt cải
- ¼ chén bột mì đa dụng
- 1 củ hành vừa, thái hạt lựu
- 1 quả ớt chuông xanh, bỏ hạt và thái hạt lựu
- 2 cọng cần tây, thái hạt lựu
- 3 tép tỏi, băm nhỏ
- 1 muỗng canh húng tây tươi băm nhỏ
- ¼ đến ½ thìa cà phê ớt cayenne
- ½ chén rượu trắng khô
- 1 lon (14-ounce) cà chua thái hạt lựu không thêm muối
- 2 cốc nước
- 1 (10-ounce) gói đậu bắp thái lát đông lạnh
- 4 ounce xúc xích andouille hun khói, thái hạt lựu
- 1 pound tôm vừa, bóc vỏ và bỏ chỉ
- 1½ pound ức gà nấu chín, thái hạt lựu

1. Đun nóng dầu trong nồi lớn hoặc nồi Hà Lan trên lửa vừa cao. Thêm bột và nấu, đánh liên tục .

2. Thêm hành tây, ớt chuông, cần tây và tỏi vào nấu, thỉnh thoảng khuấy cho đến khi hành mềm, khoảng 5 phút.

3. Thêm húng tây và ớt cayenne vào nấu thêm 1 phút nữa . Khuấy rượu và đun sôi, thỉnh thoảng khuấy.

4. Thêm cà chua với nước ép, nước và đậu bắp rồi đun nhỏ lửa, không đậy nắp trong khoảng 15 phút. Thêm xúc xích và tôm vào đun nhỏ lửa thêm khoảng 5 phút nữa.

5. Cho gà đã nấu chín vào và tiếp tục đun nhỏ lửa, thỉnh thoảng khuấy đều cho đến khi gà chín và tôm có màu đục.

85. Gà hầm Ý với atisô

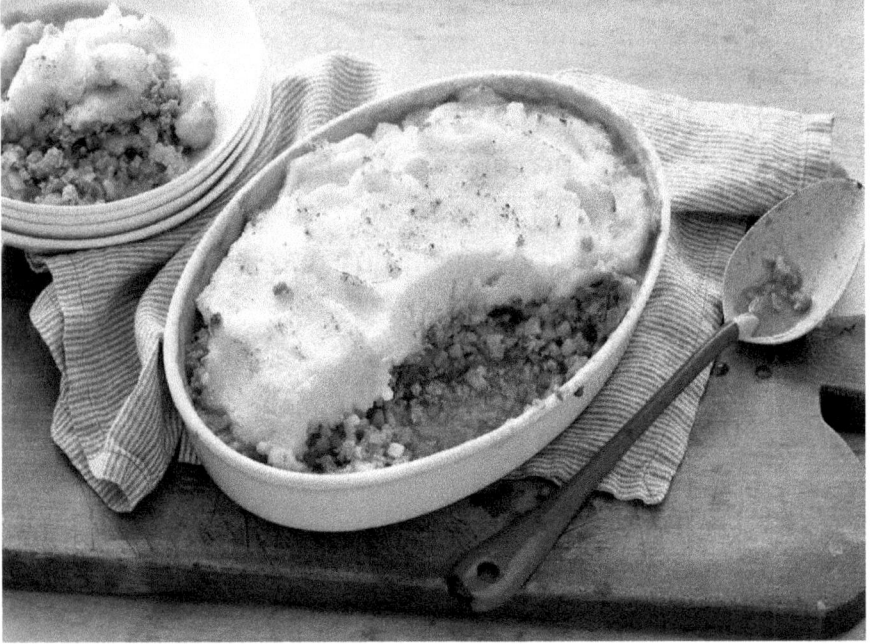

PHỤC VỤ 6

- 1½ pound ức gà không xương, không da
- 1½ muỗng cà phê hạt tiêu mới xay
- 2 muỗng canh bột mì đa dụng
- 2 muỗng canh dầu ô liu
- 2 tép tỏi lớn, băm nhỏ
- 2 muỗng cà phê nụ bạch hoa, để ráo nước và băm nhỏ
- Vỏ của 1 quả chanh
- ½ chén rượu trắng khô
- 1¾ chén nước luộc gà ít natri
- 1 pound khoai tây vàng Yukon
- 1 gói tim atisô đông lạnh
- Nước ép của 1 quả chanh
- 1 chén mùi tây lá phẳng tươi thái nhỏ
- ¾ cốc ô liu xanh cỡ vừa bỏ hạt, cắt làm tư

1. Trong một tô lớn, nêm gà với hạt tiêu và rắc bột mì lên.

2. Đun nóng dầu trong lò Hà Lan hoặc nồi kho lớn trên lửa vừa cao. Thêm thịt gà và nấu ăn . Giảm nhiệt xuống mức trung bình. Thêm tỏi, nụ bạch hoa và vỏ chanh vào rồi nấu, khuấy đều trong khoảng 30 giây.

3. Thêm rượu vào và nấu, khuấy và cạo những phần màu nâu ở đáy chảo trong khoảng 2 phút cho đến khi chất lỏng giảm đi khoảng một nửa.

4. Cho gà đã nấu chín vào nồi cùng với nước dùng và khoai tây. Giảm nhiệt xuống mức trung bình thấp, đậy nắp và đun nhỏ lửa trong 10 phút.

5. Thêm atisô vào và tiếp tục nấu, đậy nắp cho đến khi khoai tây mềm, khoảng 10 phút nữa. Trình bày

86. Thịt lợn và táo hầm

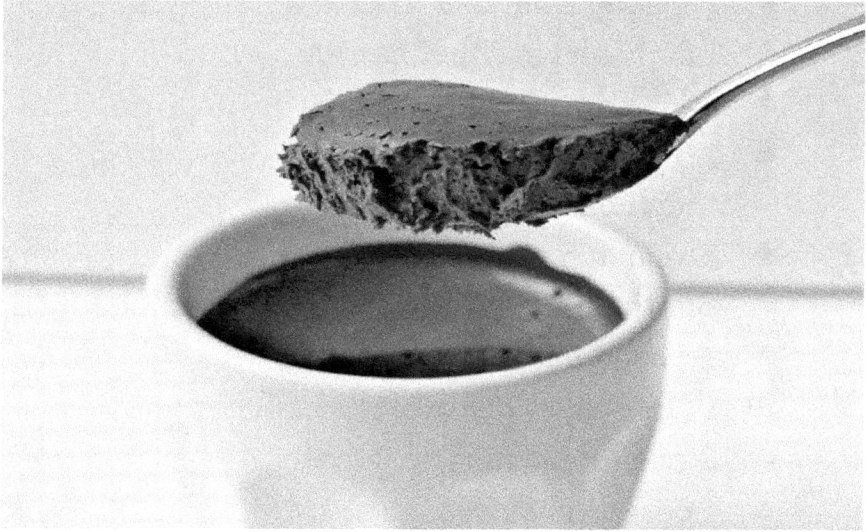

PHỤC VỤ 4

- 2 muỗng canh dầu hạt cải
- 1 củ hành vừa, thái hạt lựu
- 2 lát thịt xông khói gà tây
- 1,5 pound thịt vai lợn không xương, cắt thành dải mỏng
- 2 quả táo xanh lớn, chẳng hạn như Granny Smith, chưa gọt vỏ và cắt thành khối $\frac{3}{4}$ inch
- $\frac{3}{4}$ pound khoai tây mới nhỏ
- 1 (16-ounce) gói bắp cải xanh cắt nhỏ
- 2 chén nước luộc gà ít natri
- 1 cốc nước ép táo
- 2 muỗng canh mù tạt Dijon
- $\frac{1}{2}$ muỗng cà phê hạt tiêu mới xay
- 1 muỗng canh giấm rượu trắng
- 1 muỗng canh lá húng tây tươi, để trang trí

1. Đun nóng dầu trong nồi kiểu Hà Lan hoặc nồi kho lớn trên lửa vừa cao. Thêm hành tây và thịt xông khói vào nấu, khuấy đều cho đến khi hành bắt đầu mềm và thịt xông khói bắt đầu chuyển sang màu nâu, khoảng 5 phút.

2. Thêm thịt lợn vào nấu, thỉnh thoảng đảo đều cho đến khi thịt chín vàng đều các mặt, khoảng 5 phút. Chuyển hỗn hợp vào một cái bát.

3. Cho táo, khoai tây, bắp cải, nước dùng, nước táo, mù tạt và hạt tiêu vào nồi rồi đun sôi. Giảm nhiệt xuống mức trung bình thấp và khuấy đều thịt lợn, hành tây, thịt xông khói và giấm. Đun nhỏ lửa, không đậy nắp, trong khoảng 15 phút.

4. Dùng nóng, trang trí với húng tây.

87.   Thịt lợn hầm Mexico với cà chua

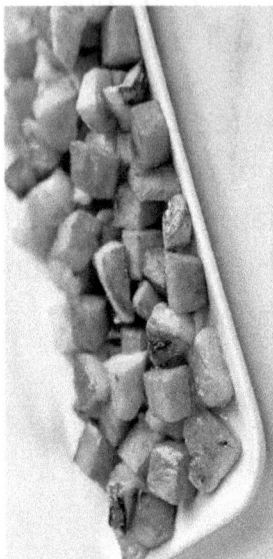
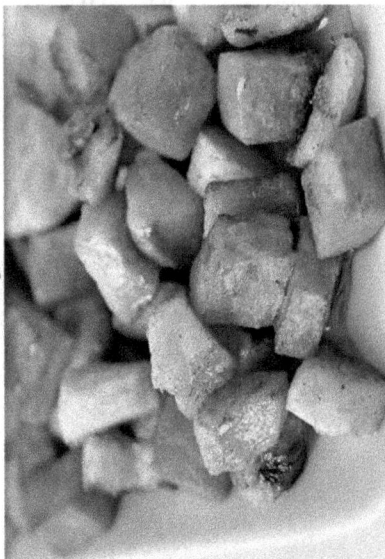

PHỤC VỤ 6

- 1 muỗng canh dầu hạt cải
- 1,5 pound thăn lợn, cắt thành khối 1 inch
- $\frac{1}{2}$ muỗng cà phê hạt tiêu mới xay
- 2 củ hành vừa, thái hạt lựu
- 4 tép tỏi, băm nhỏ
- 2 quả jalapeños, bỏ hạt và thái hạt lựu
- 2 thìa cà phê thì là xay
- 2 thìa cà phê ớt bột
- 1 thìa cà phê lá oregano khô
- 1 c cà chua, để ráo nước và thái hạt lựu
- 1 lon cà chua thái hạt lựu không thêm muối, để ráo nước
- 1$\frac{1}{2}$ cốc bia Mexico đen
- 1$\frac{1}{2}$ cốc nước cam tươi
- 1 lon đậu đen, để ráo nước và rửa sạch
- $\frac{1}{2}$ chén lá ngò tươi xắt nhỏ
- Nước ép 1 quả chanh

1. Đun nóng dầu trong lò Hà Lan hoặc nồi kho lớn trên lửa vừa cao. Rắc thịt lợn với hạt tiêu rồi cho vào nồi .

2. Cho hành và tỏi vào nồi kho và nấu, khuấy thường xuyên cho đến khi hành mềm, khoảng 5 phút.

3. Thêm ớt jalapeños, thì là, bột ớt và lá oregano vào rồi nấu, khuấy đều thêm 1 phút nữa.

4. Thêm cà chua, cà chua, bia và nước cam vào rồi đun sôi. Giảm nhiệt xuống thấp và đun nhỏ lửa, không đậy nắp trong khoảng 10 phút.

5. Cho thịt lợn vào nồi và đun nhỏ lửa, đậy nắp trong khoảng 2 giờ cho đến khi thịt lợn mềm. Thêm đậu và ngò

6. Ngay trước khi ăn, khuấy đều nước cốt chanh. Dùng nóng, trang trí thêm ngò.

88. Thịt bò và bia đen hầm

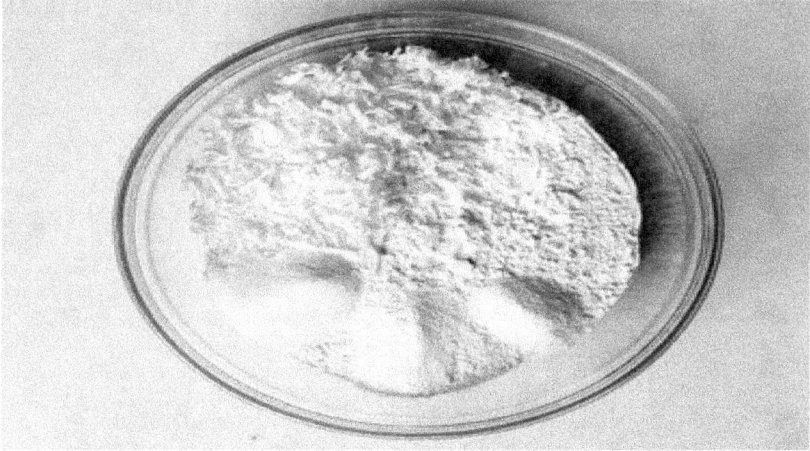

PHỤC VỤ 6

- 1,5 pound thịt bò hầm nạc, cắt nhỏ và cắt thành khối 1 inch
- 3 muỗng canh dầu ô liu
- ½ muỗng cà phê hạt tiêu mới xay
- 2 muỗng canh bột mì đa dụng
- 2 củ hành lớn, thái hạt lựu
- 2 tép tỏi, băm nhỏ
- 2 muỗng canh bột cà chua
- 1 cốc bia đen
- 1 chén nước luộc thịt bò ít natri
- 2 củ cà rốt lớn, thái lát
- 2 muỗng cà phê húng tây tươi xắt nhỏ
- ¼ chén mùi tây lá phẳng tươi băm nhỏ để trang trí

1. Làm nóng lò ở nhiệt độ 325°F.

2. Trong một tô trộn lớn, trộn thịt bò và 1 thìa dầu. Rắc hạt tiêu rồi thêm bột mì vào và đảo đều cho đến khi thịt được phủ đều.

3. Đun nóng 2 thìa dầu còn lại trong lò kiểu Hà Lan lớn. Thêm thịt vào và nấu, đảo thường xuyên cho đến khi chín vàng đều các mặt.

4. Thêm hành, tỏi và tương cà chua vào nấu, khuấy thường xuyên trong 2 đến 3 phút.

5. Cho ½ cốc bia đen vào nồi để khử men; khuấy và cạo những phần màu nâu ở đáy chảo trong khi đun sôi. Thêm ½ cốc bia đen còn lại cùng với nước dùng, cà rốt và húng tây.

6. Đậy nắp và nướng trong lò từ 2 đến 3 giờ cho đến khi thịt thật mềm.

7. Ăn nóng, trang trí với rau mùi tây hoặc khoai tây nghiền nếu muốn.

89. Lẩu bò và rau kiểu Trung Quốc

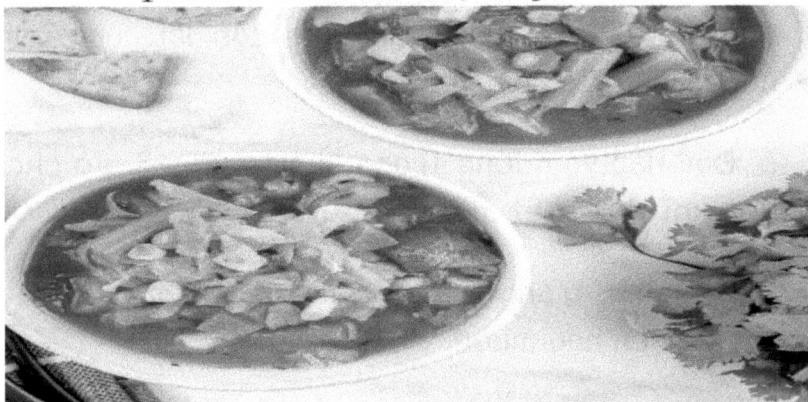

PHỤC VỤ 6

- 1 muỗng canh dầu hạt cải
- 1 ½ pound thịt bò nạc hầm
- 2 củ hẹ vừa, thái hạt lựu
- 2 thìa gừng tươi gọt vỏ băm nhỏ
- 4 tép tỏi, băm nhỏ
- 1 chén nước luộc thịt bò ít natri
- 2 ¾ cốc nước
- 3 muỗng canh rượu sherry khô
- 2 muỗng canh nước tương ít natri
- 1 muỗng canh đường nâu
- 2 thìa cà phê tương ớt
- 2 thanh quế
- 1 quả hồi
- 2 củ cà rốt lớn, thái lát
- 1 củ cải lớn, thái hạt lựu
- 1 củ khoai tây lớn, gọt vỏ và thái hạt lựu
- 8 chén rau chân vịt

- 3 củ hành xanh, thái lát mỏng để trang trí

1. Đun nóng dầu trong lò Hà Lan hoặc nồi kho lớn trên lửa vừa cao. Thêm thịt bò vào và nấu, đảo thường xuyên cho đến khi chín vàng đều các mặt .

2. Cho hẹ, gừng và tỏi vào nồi rồi nấu, khuấy đều cho đến khi hẹ bắt đầu mềm, khoảng 3 phút . Thêm nước dùng

3. Cho thịt bò đã nấu chín trở lại chảo cùng với nước, rượu, nước tương, đường, tương ớt, thanh quế và hoa hồi.

4. Thêm cà rốt, củ cải và khoai tây vào và tiếp tục đun nhỏ lửa .

5. Thêm rau bina vào và nấu, đậy nắp cho đến khi rau bina héo, khoảng 3 phút.

90. **Tagine thịt cừu tẩm gia vị Ma-rốc**

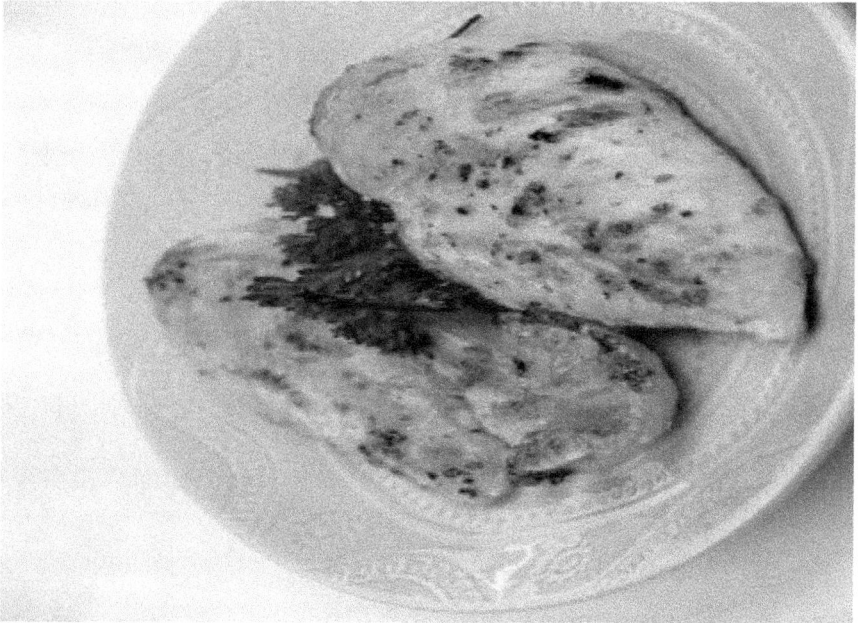

PHỤC VỤ 4

- 2 muỗng canh dầu ô liu
- 1 ½ pound thịt cừu nướng
- ½ muỗng cà phê hạt tiêu mới xay
- 4 củ cà rốt, gọt vỏ và cắt thành que 3 inch
- 1 củ hành vừa, thái lát mỏng
- 3 tép tỏi, băm nhỏ
- 1 thìa gừng tươi gọt vỏ băm nhỏ
- 1 muỗng canh bột mì đa dụng
- ½ chén rượu trắng khô
- Gia vị
- ¼ thìa cà phê đinh hương xay
- Một nhúm nghệ tây
- 1 (14 ounce) lon nước luộc gà ít natri
- 1 lon (14-ounce) cà chua thái hạt lựu không thêm muối
- 1 chén đậu xanh, cắt thành miếng 2 inch
- Nước ép của 1 quả chanh
- ¼ chén mùi tây lá phẳng tươi băm nhỏ

1. Nấu thịt cừu , đảo thường xuyên cho đến khi thịt cừu chín vàng .

2. Cho muỗng canh dầu còn lại vào nồi cùng với cà rốt, hành tây, tỏi và gừng. Nấu, khuấy thường xuyên cho đến khi hành tây bắt đầu mềm, khoảng 5 phút . Thêm bột mì .

3. Khuấy rượu và nấu, cạo sạch những vết nâu còn sót lại dưới đáy chảo trong khoảng 3 phút.

4. Thêm gia vị; ớt bột, quế, rau mùi, thì là, nghệ, ớt cayenne, đinh hương và nghệ tây rồi nấu, khuấy thêm 1 phút nữa.

5. Cho thịt cừu nấu chín vào cùng với nước dùng, cà chua và đậu xanh. Đun nhỏ lửa cho đến khi rau mềm, từ 8 đến 10 phút.

MÓN ĂN PHỤ

91. Đậu Hà Lan chanh với củ cải

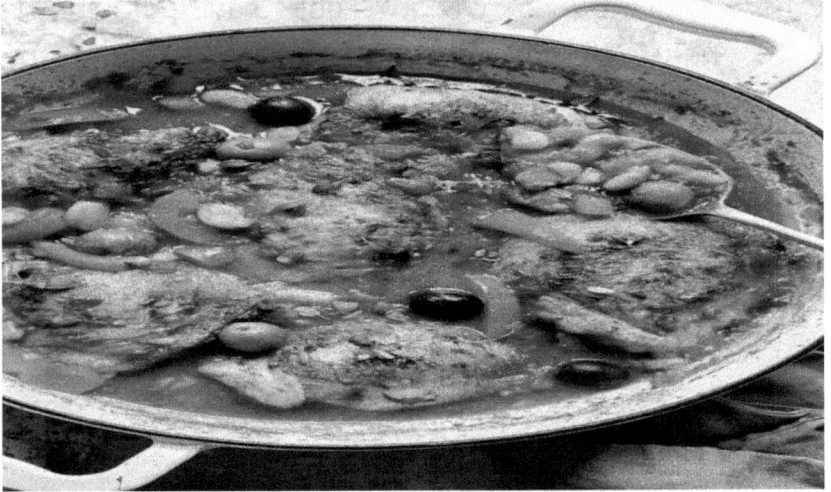

PHỤC VỤ 4

- 1 pound đậu Hà Lan đường, cắt nhỏ
- 1 thìa cà phê vỏ chanh
- 2 thìa nước cốt chanh tươi
- 1 muỗng canh dầu ô liu
- 1 thìa cà phê mù tạt Dijon
- ¾ thìa cà phê đường
- ½ muỗng cà phê hạt tiêu mới xay
- 1 củ hẹ, băm nhỏ
- 4 củ cải, thái lát mỏng

1. Đổ đầy nước đá vào tô lớn.

2. Đun sôi một nồi nước lớn. Thêm đậu Hà Lan và chần cho đến khi mềm, khoảng 30 giây. Dùng thìa có rãnh chuyển đậu Hà Lan từ nước sôi sang nước đá để đậu không bị chín.

3. Trong một tô vừa, trộn vỏ chanh, nước cốt chanh, dầu, mù tạt, đường, tiêu và hẹ tây cho đến khi hòa quyện.

4. Để ráo đậu và cho vào tô cùng với nước sốt cùng củ cải. Quăng để phủ tốt. Phục vụ ngay lập tức.

92. Cải xoăn tỏi với ớt đỏ

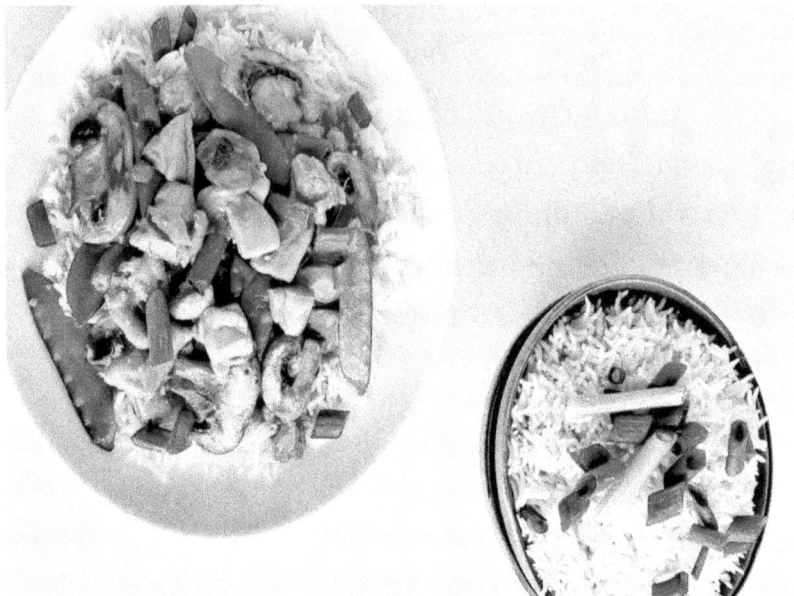

PHỤC VỤ 4

- 2 muỗng cà phê dầu ô liu
- 2 quả ớt chuông đỏ, bỏ hạt và thái lát
- 1 jalapeño, bỏ hạt và thái hạt lựu
- 1 tép tỏi, băm nhỏ
- $\frac{1}{4}$ thìa cà phê hạt tiêu mới xay
- 1 pound cải xoăn, cắt bỏ cuống và cắt lá thành dải ruy băng rộng
- $\frac{1}{2}$ chén nước luộc rau có hàm lượng natri thấp
- 1 thìa nước cốt chanh tươi

1. Đun nóng dầu trong chảo lớn, nặng trên lửa vừa cao. Thêm ớt chuông, ớt jalapeño, tỏi và hạt tiêu. Nấu, khuấy thường xuyên cho đến khi ớt mềm, khoảng 3 phút.

2. Thêm cải xoăn và nước dùng. Giảm nhiệt xuống mức vừa phải, đậy nắp và nấu cho đến khi cải xoăn mềm, khoảng 10 phút.

3. Mở nắp, tăng lửa ở mức trung bình và nấu cho đến khi chất lỏng bay hơi gần hết, từ 2 đến 3 phút.

4. Ngay trước khi ăn, cho nước cốt chanh vào. Phục vụ ngay lập tức.

93. Bông cải xanh mè-gừng

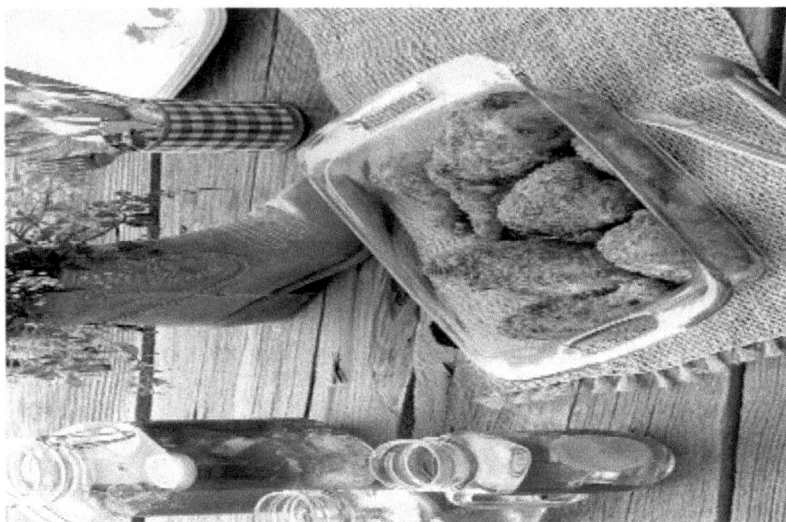

PHỤC VỤ 4

- $\frac{1}{2}$ chén nước luộc rau có hàm lượng natri thấp
- 1 muỗng canh nước tương ít natri
- 1 muỗng canh dầu mè
- 1 muỗng canh dầu hạt cải
- 2 tép tỏi, băm nhỏ
- 1 thìa gừng tươi gọt vỏ băm nhỏ
- 1 pound bông cải xanh, cắt thành miếng vừa ăn
- 1 muỗng canh hạt mè rang

1. Trong một tô nhỏ, khuấy đều nước dùng, nước tương và dầu mè.

2. Đun nóng dầu hạt cải trong chảo trên lửa vừa cao. Thêm tỏi và gừng và xào trong 1 phút. Thêm bông cải xanh và khuấy đều để kết hợp.

3. Cho hỗn hợp nước sốt vào và đun sôi. Giảm nhiệt xuống thấp, đậy nắp và nấu cho đến khi bông cải xanh mềm giòn, khoảng 3 phút. Dùng thìa có rãnh chuyển bông cải xanh vào bát phục vụ.

4. Tiếp tục đun nước sốt cho đến khi nước sốt chỉ còn vài thìa canh. Thêm bông cải xanh trở lại chảo và trộn với nước sốt để phủ đều.

5. Cho bông cải xanh vào tô, rắc vừng và dùng ngay.

94. Đậu xanh với Gorgonzola

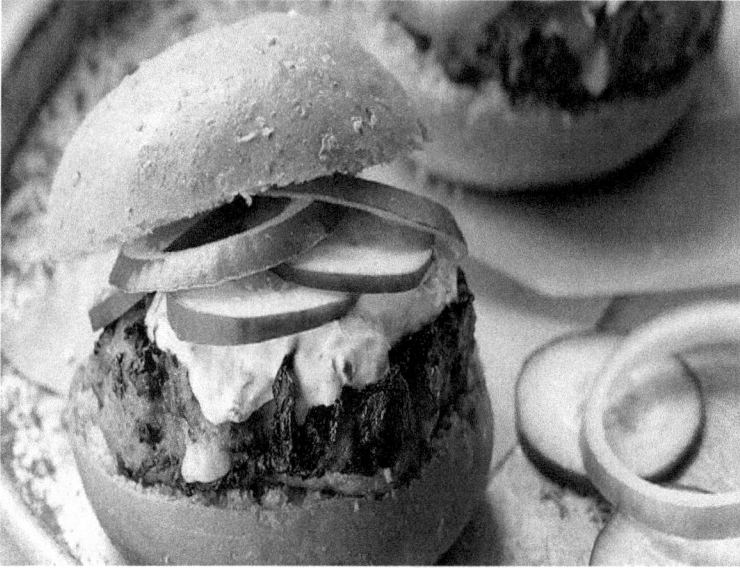

PHỤC VỤ 4

- 1 pound đậu xanh, tỉa
- ¼ cốc nước
- 1 muỗng canh dầu ô liu
- ¼ thìa cà phê hạt tiêu mới xay
- ⅓ cốc Gorgonzola vụn hoặc phô mai xanh khác
- ⅓ chén hồ đào cắt nhỏ, nướng

1. Cho đậu xanh vào chảo lớn cùng với nước và dầu rồi đun sôi trên lửa vừa cao. Đậy nắp chảo, giảm lửa ở mức vừa và đun nhỏ lửa trong khoảng 3 phút cho đến khi đậu xanh mềm giòn.

2. Mở nắp và tiếp tục nấu đậu xanh cho đến khi nước bay hết và đậu xanh bắt đầu phồng rộp, khoảng 3 đến 4 phút nữa. Thêm hạt tiêu và quăng.

3. Cho đậu xanh vào tô lớn và thêm phô mai Gorgonzola, đảo đều cho đến khi hòa quyện. Rắc hồ đào và dùng ngay.

95.   Khoai tây nghiền bơ sữa

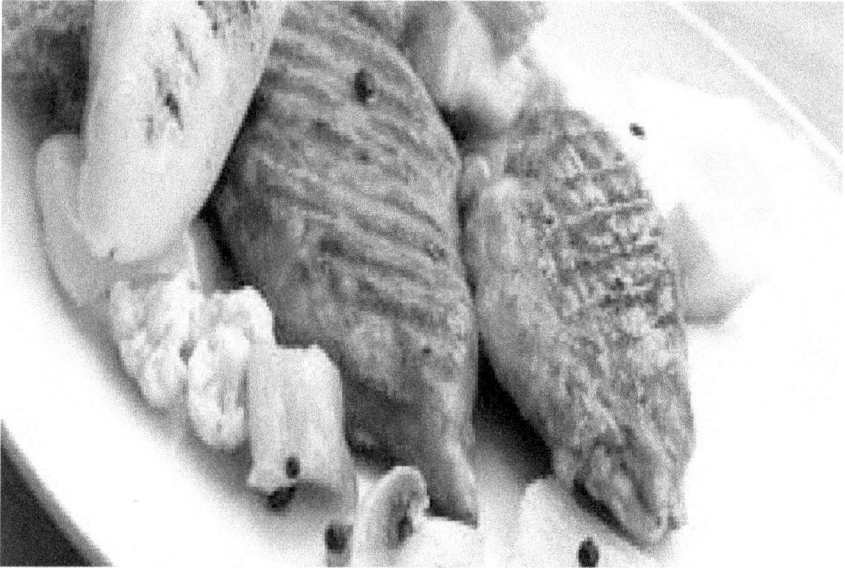

PHỤC VỤ 4

- 2 pound khoai tây, chẳng hạn như Yukon Gold, gọt vỏ và cắt thành từng miếng
- 4 tép tỏi
- 2 muỗng canh bơ không muối
- $\frac{3}{4}$ chén nước luộc gà ít natri, đun nóng
- 2 muỗng canh bơ sữa không béo
- 1 muỗng canh hẹ xắt nhỏ
- Hạt tiêu mới xay

1. Cho khoai tây và tỏi vào nồi lớn và đổ nước ngập khoảng 3 inch. Đun sôi trên lửa vừa cao. Giảm nhiệt xuống mức trung bình và nấu, đậy nắp trong khoảng 10 phút cho đến khi khoai tây mềm. Xả khoai tây và cho chúng trở lại nồi.

2. Nghiền khoai tây và tỏi bằng máy nghiền khoai tây. Thêm bơ.

3. Trộn $\frac{1}{2}$ cốc nước dùng nóng vào. Nếu hỗn hợp quá đặc, hãy thêm $\frac{1}{4}$ cốc nước dùng còn lại.

4. Thêm bơ sữa và hẹ, nêm hạt tiêu vào rồi khuấy đều. Phục vụ ngay lập tức.

96. Khoai lang hương thảo

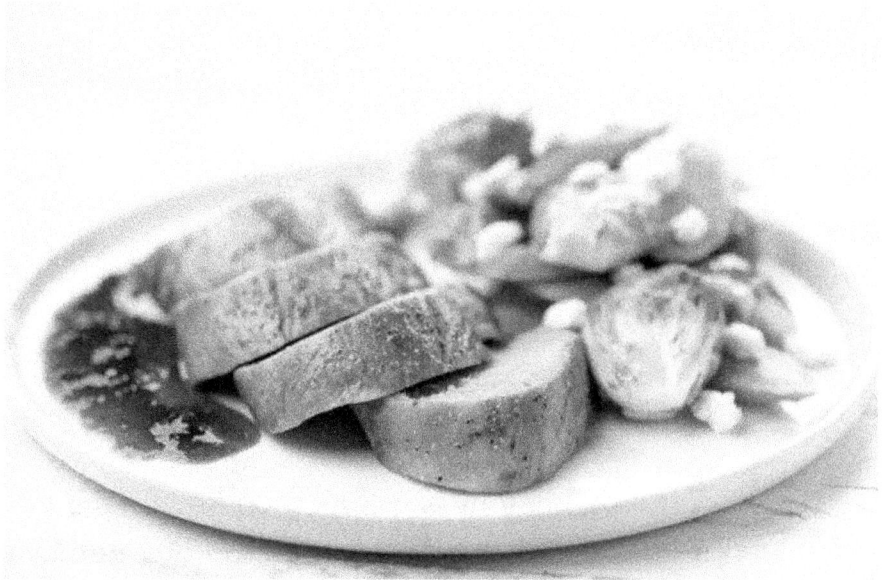

PHỤC VỤ 4

- 2 pound khoai lang, cắt thành que 3 inch inch
- 2 muỗng canh dầu ô liu
- ½ muỗng cà phê hạt tiêu mới xay
- 2 muỗng canh si-rô phong
- 1 muỗng canh hương thảo tươi băm nhỏ

1. Làm nóng lò ở nhiệt độ 375°F.

2. Trên một khay nướng lớn, trộn khoai lang với dầu ô liu. Trải chúng thành một lớp duy nhất và rắc hạt tiêu. Nướng khoai lang trong lò trong 30 phút.

3. Lấy khoai lang ra khỏi lò, rưới xi-rô phong lên trên và rắc hương thảo lên trên.

4. Cho khoai lang vào lò nướng và nướng thêm 15 phút nữa cho đến khi khoai lang thật mềm. Phục vụ ngay lập tức.

97.   Cơm thập cẩm gạo lứt với các loại thảo mộc

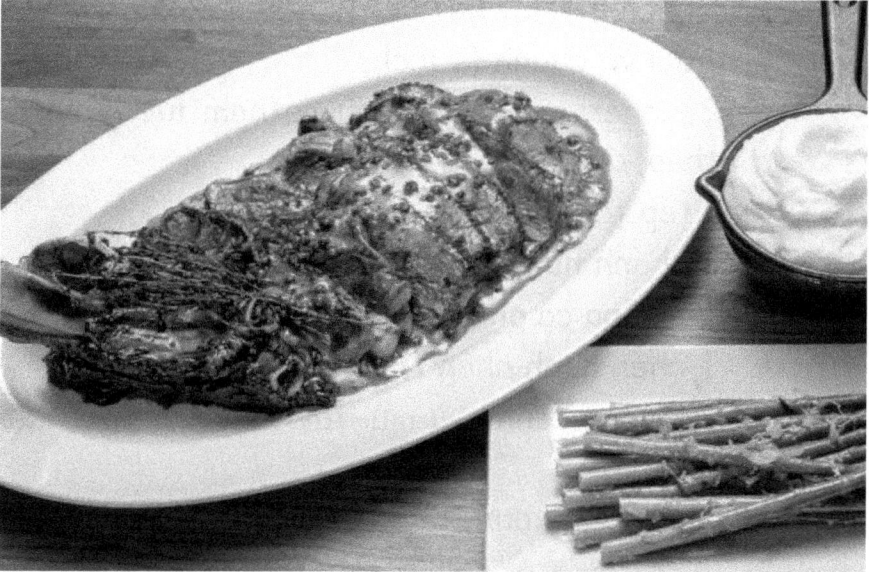

PHỤC VỤ 4

- 1 muỗng canh bơ không muối
- 1 củ hẹ, xắt nhỏ
- 1 chén gạo lứt hạt dài
- 1 dải vỏ chanh (2 inch)
- 2½ chén nước luộc rau có hàm lượng natri thấp, đun ấm
- 1 tép tỏi, đập dập
- 2 nhánh húng tây tươi
- ½ muỗng cà phê hạt tiêu mới xay
- ¼ chén hạnh nhân thái lát
- 3 muỗng canh rau mùi tây lá phẳng tươi xắt nhỏ
- 3 củ hành xanh, thái lát mỏng

1. Đun nóng bơ trong chảo vừa có nắp đậy kín trên lửa vừa. Thêm hẹ vào và nấu, khuấy thường xuyên cho đến khi hẹ mềm, từ 2 đến 3 phút.

2. Cho gạo và vỏ chanh vào nấu, khuấy đều cho đến khi chín nhẹ, khoảng 2 phút.

3. Cho nước dùng, tỏi, húng tây và tiêu vào đun sôi.

4. Giảm nhiệt xuống thấp, đậy nắp và đun nhỏ lửa trong 45 phút hoặc cho đến khi toàn bộ chất lỏng được hấp thụ.

5. Bỏ vỏ chanh, nhánh húng tây và tép tỏi. Khuấy hạnh nhân, rau mùi tây và hành lá. Phục vụ ngay lập tức.

98.   Polenta nướng với củ cải Thụy Sĩ

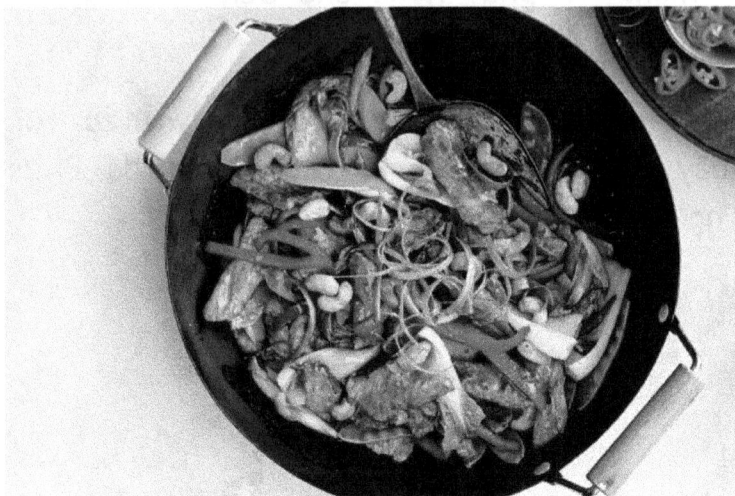

PHỤC VỤ 8

- Bình xịt nấu ăn
- 1 đến 1½ chén nước luộc rau có hàm lượng natri thấp
- 1 (18-ounce) ống polenta đã chuẩn bị, thái hạt lựu
- ¾ cốc (2 ounce) phô mai Parmesan bào
- 1 quả trứng, đánh nhẹ
- 1 muỗng canh dầu ô liu
- 1 củ hành tây nhỏ, thái hạt lựu
- 4 tép tỏi, băm nhỏ
- 1 bó củ cải Thụy Sĩ lớn
- 2 cốc nước, cộng thêm nếu cần
- 1 muỗng cà phê ớt đỏ

1. Trong một cái chảo vừa, đun sôi 1 cốc nước dùng. Thêm polenta thái hạt lựu và nghiền bằng thìa gỗ, thêm nước dùng nếu cần để đạt được độ sệt mịn.

2. Sau khi polenta đã mịn và được đun nóng, hãy lấy chảo ra khỏi bếp và cho ½ cốc phô mai và trứng vào khuấy đều.

3. Đun nóng dầu trong chảo lớn trên lửa vừa cao. Thêm hành tây và tỏi vào nấu, khuấy

thường xuyên cho đến khi hành tây mềm, khoảng 5 phút.

4. Thêm củ cải Thụy Sĩ cùng với $\frac{1}{2}$ cốc nước vào nấu, thỉnh thoảng khuấy đều cho đến khi củ cải héo, khoảng 3 phút. Khuấy mảnh ớt đỏ.

5. Trải một nửa polenta vào đĩa nướng đã chuẩn bị. Tiếp theo, thêm củ cải Thụy Sĩ, trải nó ra để che phủ polenta. Trải phần polenta còn lại lên trên và rắc $\frac{1}{4}$ cốc phô mai còn lại.

6. Nướng polenta trong lò khoảng 20 phút cho đến khi sủi bọt.

99. Couscous làm từ lúa mì nguyên hạt với cà rốt

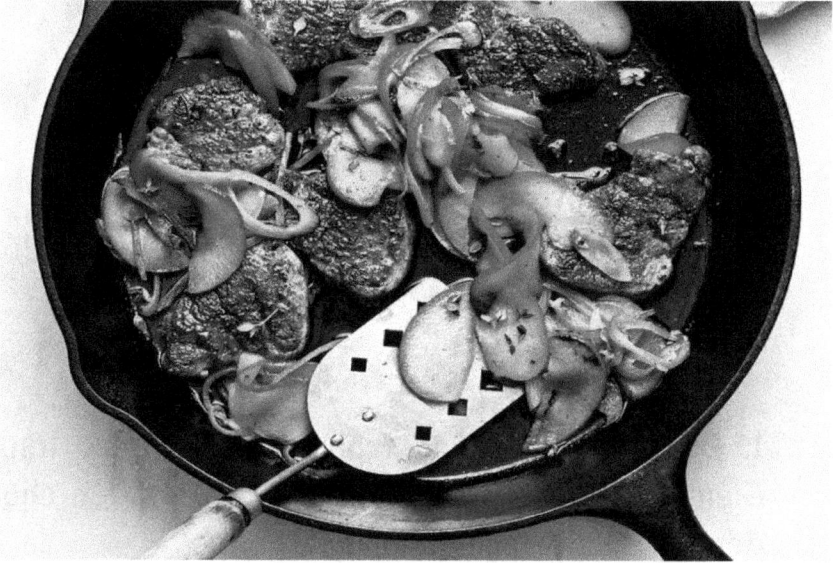

PHỤC VỤ 8

- 4 chén nước luộc rau ít natri
- 2 củ cà rốt vừa, thái hạt lựu nhỏ
- 2½ cốc couscous lúa mì nguyên hạt
- 1½ cốc nho khô
- 1 chén hạnh nhân cắt nhỏ, nướng
- 4 củ hành xanh, xắt nhỏ
- 2 muỗng canh bơ không muối, ở nhiệt độ phòng

1. Đun sôi nước dùng trong một cái chảo lớn. Giảm lửa vừa, thêm cà rốt vào đun nhỏ lửa cho đến khi cà rốt mềm, khoảng 5 phút.

2. Nhấc chảo ra khỏi bếp và cho couscous và nho khô vào khuấy đều. Đậy nắp và để yên trong 15 phút cho đến khi couscous mềm và chất lỏng đã được hấp thụ.

3. Cho hạnh nhân, hành lá và bơ vào trộn đều. Phục vụ ngay lập tức.

100. Quinoa với nấm

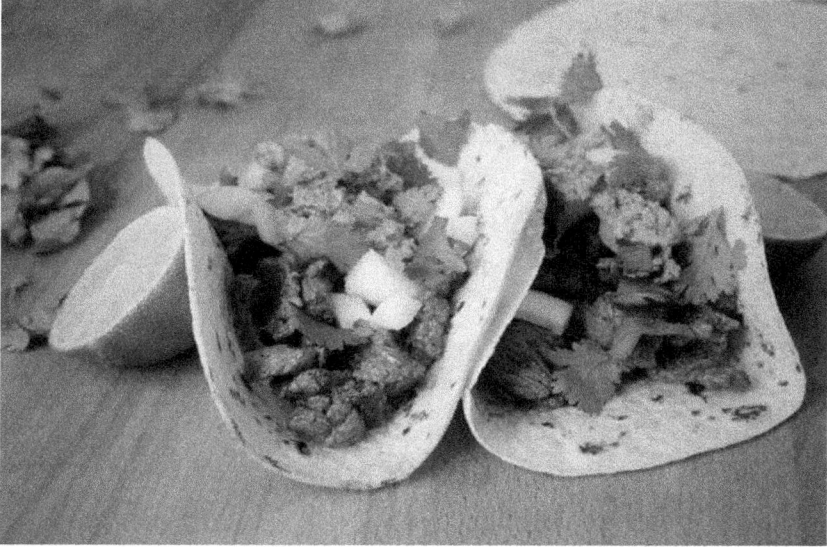

PHỤC VỤ 4

- 1¼ chén nước luộc gà hoặc rau ít natri
- 1 cốc quinoa, rửa sạch
- 1 muỗng canh dầu ô liu
- 2 củ hành vàng vừa, thái lát mỏng
- ½ pound nấm cremini hoặc nấm nút, thái lát
- ¼ thìa cà phê hạt tiêu mới xay
- ¼ chén mùi tây lá phẳng tươi băm nhỏ để trang trí

1. Trong nồi vừa, đun sôi nước dùng trên lửa vừa cao. Giảm nhiệt xuống thấp và thêm quinoa. Nấu, đậy nắp trong khoảng 15 phút, cho đến khi quinoa mềm và chất lỏng đã được hấp thụ. Loại bỏ nó khỏi nhiệt.

2. Đun nóng dầu trong chảo lớn, nặng trên lửa vừa. Thêm hành vào và nấu, khuấy thường xuyên cho đến khi hành rất mềm và có màu caramen, khoảng 30 phút. Giảm nhiệt xuống mức trung bình thấp nếu hành tây có vẻ chín quá nhanh. Bạn cũng có thể thêm một chút nước để hành không bị cháy hoặc dính vào chảo.

3. Thêm nấm và hạt tiêu vào rồi tăng lửa lên mức trung bình cao. Nấu, khuấy đều cho đến khi nấm mềm, khoảng 5 phút nữa.

4. Khuấy quinoa đã nấu chín vào hỗn hợp hành tây và nấu, khuấy đều cho đến khi nóng. Dùng ngay, trang trí với rau mùi tây.

PHẦN KẾT LUẬN

Khi chúng tôi kết thúc cuốn sách "Cảm nhận về Natri: Sách dạy nấu ăn ít Natri", chúng tôi hy vọng bạn đã khám phá được nghệ thuật nấu ăn một cách khôn ngoan, cân bằng và hương vị. Quản lý lượng natri của bạn không phải là thiếu hụt; đó là việc đưa ra những lựa chọn sáng suốt để ưu tiên sức khỏe của bạn trong khi tận hưởng niềm vui từ những món ăn ngon.

Mong rằng những công thức bạn đã khám phá trong những trang này sẽ truyền cảm hứng cho bạn để tạo ra một tương lai lành mạnh hơn, ngon miệng hơn cho bản thân và những người thân yêu. Mỗi món ăn bạn chuẩn bị là minh chứng cho cam kết của bạn đối với một cuộc sống có trái tim khỏe mạnh và mỗi hương vị bạn thưởng thức là một lời nhắc nhở rằng sức khỏe và hạnh phúc có thể song hành với nhau.

Cảm ơn bạn đã mời chúng tôi trở thành một phần trong hành trình ẩm thực của bạn. Khi bạn tiếp tục khám phá thế giới nấu ăn ít natri, cầu mong nhà bếp của bạn luôn tràn ngập hương thơm của các nguyên liệu lành mạnh và niềm vui khi chuẩn bị những bữa ăn yêu thích trái tim bạn nhiều như chính bạn.

www.ingramcontent.com/pod-product-compliance
Lightning Source LLC
Chambersburg PA
CBHW051714020426
42333CB00014B/981